DIMAGRIRE É SEMPLICISSIMO

ENERGIA
SALUTE
LONGEVITÀ

Dr. Mariano Marino

Tutti i diritti riservati

ISBN 979-8645719128

Indice

INTRODUZIONE

L'aumento del peso corporeo rappresenta uno dei maggiori problemi di questo secolo: buona parte del mondo occidentale ogni giorno spende centinaia di euro per consulenze, trattamenti, integratori e altre pratiche, con lo scopo di dimagrire.

Tv, giornali, social media, incessantemente promuovono, sponsorizzano, divulgano informazioni e metodiche dedicati alla perdita del peso.

L'eccesso di peso in sostanza è diventato il nemico numero uno da sconfiggere!

Peccato che spesso ciò che viene fatto non funziona e talvolta, porta a risultati opposti.

Ci sono diversi motivi che contribuiscono al fallimento: basti pensare alla ricerca della pillola magica capace di risolvere tutto.

Se non si ottengono risultati soddisfacenti, nel breve medio e lungo termine, significa che gli atti intrapresi non seguono una procedura corretta.

Ma da cosa dipende tutto questo?

Semplicemente dalla confusione, disinformazione e superficialità con cui si è affrontato questo tema.

La dietologia è una scienza, definirei moderna, dal momento che fino a qualche decina di anni fa, non era neppure presa in considerazione nelle Università.

Questa scienza, essendo moderna, presenta varie lacune, soprattutto non evidenzia abbastanza che l'essere umano non deve essere considerato come un elemento a compartimenti divisi, ma nella sua complessità: la dietologia non può trascurare gli aspetti legati allo stile di vita di una persona. Se si è sotto stress per esempio, è difficile che si possano ottenere risultati in termini di dimagrimento: bisogna creare le condizioni giuste per conseguirli.

Oggi, nonostante i progressi, spesso, sulla scienza prevale il marketing e la comunicazione ingannevole: da qui si genera confusione nelle persone, che non sanno più a chi credere, a chi affidarsi e a volte, anche per pigrizia, ricercano la strada più veloce, ma meno attendibile, a garantire un successo.

Il mio obiettivo, dettato da numerosi studi universitari e non, da un' esperienza di oltre 15 anni arricchita di particolari contatti e scambi interpersonali, è quello di apportare chiarimenti per favorire comprensione, consapevolezza e risultati.

COMPRENSIONE E CONSAPEVOLEZZA

Parto da qui, in quanto ritengo siano le basi fondamentali per intraprendere qualsiasi percorso, non solo dietologico: senza comprensione è inevitabile la confusione.

Se non si capisce come funziona il nostro corpo, perché ingrassiamo, perché non si dimagrisce e così via, probabilmente non potremo mai raggiungere risultati concreti.

Riporto un esempio banale: se stai leggendo questo libro probabilmente sarai andato, almeno una volta nella vita, da un consulente nutrizionale che ti ha proposto una dieta con alimenti consigliati, alimenti da evitare, grammature, ecc. la domanda è questa: ti è stato spiegato come funziona il corpo umano? Perché un alimento va consumato e altri no? Perché quelle grammature? Se si, hai compreso appieno quello che ti è stato detto?

PERCHÉ LE DIETE NON FUNZIONANO?

Qualsiasi tipologia di dieta, non solo le ipocaloriche, ma anche le iperproteiche, la zona, la chetogenica e così via, sono in qualche modo legate ad un concetto ipocalorico.

L'idea comune è quella di pensare che, per dimagrire bisogna assumere meno calorie, più proteine, ridurre i carboidrati, limitare i grassi.

Tutto questo non ha nulla a che vedere con i principi di dimagrimento, lo dimostra il fatto che non si raggiungono risultati: perdere peso le prime settimane non significa dimagrire. Il dimagrimento deve necessariamente essere valutato a lungo e non a breve termine. Se la maggior parte delle persone interrompe una dieta e ne comincia un'altra, è perché la precedente non si è rivelata efficace, soprattutto nel lungo periodo.

Perché le diete non funzionano? La risposta è semplice: perché sono fogli scritti che riportano indicazioni alimentari e di attività fisica piuttosto superficiali (uguali o simili per tutti) che non considerano l'individuo nella sua complessità: come si può pensare che il dimagrimento dipenda solo da calorie, carboidrati, proteine o grassi, senza tenere in considerazione elementi fondamentali come: l'infiammazione, la composizione corporea, lo stato nutrizionale, la qualità del cibo, i cicli circadiani e lo stile di vita di un soggetto?

Sembrano concetti difficili, in realtà, dietro esauriente spiegazione, cercherò di favorire quella comprensione e quella consapevolezza necessarie per iniziare un giusto percorso.

PROTEINE: INFIAMMAZIONE E ACIDITÀ

Se c'è ancora qualcuno che pensa che le proteine facciano dimagrire, aumentare la massa muscolare e sentirsi in forma, si sta sbagliando clamorosamente!

Le proteine, non permettono di raggiungere questi obiettivi: il fabbisogno nell'uomo è molto basso, ed il loro eccessivo consumo è potenzialmente dannoso per l'organismo.

Le proteine sono catene di aminoacidi che devono essere metabolizzati dall'organismo. Dal metabolismo proteico si producono acidi, in particolar modo acido urico, non facilmente eliminabile dall'uomo per l'assenza dell'enzima uricasi.

Questo accumulo di acidità, oltre ad irritare membrane e tessuti e affaticare gli organi emuntori (reni in particolar modo) causa processi di infiammazione che danneggiano la salute, favoriscono l'insorgenza di patologie ed ostacolano il dimagrimento.

Una persona che, seguendo una dieta proteica perde peso, in realtà, sta perdendo liquidi e non grasso: il corpo per compensare la grande acidità richiama acqua, ma l'acqua proviene dalla massa magra. Le cellule perdendo acqua muoiono e di conseguenza, si sta perdendo tessuto "buono" e velocemente.

La perdita del peso si nota solo sulla bilancia! I sintomi di chi si affida a un percorso di questo tipo, non sono rassicuranti: la pelle risulta meno tonica ed elastica, l'alito pesante, si avvertono segnali di stanchezza cronica e meno energia, fastidi articolari, disturbi gastrointestinali, problemi digestivi, stitichezza e alterazione del macrobiota (flora batterica intestinale).

Tutti campanelli di allarme che, se trascurati, possono sfociare in gravi patologie metaboliche.

La disinformazione viene aggravata ulteriormente dall'incentivo al consumo di polveri proteiche potenzialmente dannose per l'organismo.

Ricordatevi che la perdita di peso è una conseguenza di uno stile di vita sano e che per costruire muscolo serve allenamento specifico e mirato.

CARBOIDRATI

1° NON SI PUÒ PARAGONARE UN ALIMENTO AD UN MACRONUTRIENTE

Non è possibile associare un cibo ad un macro nutriente; faccio un esempio: il riso integrale non si può considerare semplicemente un carboidrato, perché ha, nella sua composizione nutrizionale, un buon quantitativo di aminoacidi essenziali, grassi della famiglia omega 6, fibra, micronutrienti, antiossidanti, ecc. Questi elementi sono altrettanto importanti nel favorire i processi di dimagrimento.

2° ESISTONO DIVERSI TIPI DI CARBOIDRATI

Gli zuccheri della frutta, ad esempio, sono diversi da quelli che si trovano in un prodotto industriale; gli unici carboidrati ammessi in una dieta, sono quelli naturalmente presenti nei cibi, evitando di estrarli, processarli o alterarne la conformazione (il malto d'orzo non è lo zucchero naturalmente presente nel chicco d'orzo; lo stesso vale per riso, cocco, grano, ecc.).

È chiaro che non è possibile basare un piano alimentare con questi presupposti.

GRASSI

Come per le proteine e i carboidrati, pensare che un cibo sia classificato unicamente come grasso, o considerare solamente il grasso di quel cibo, non è corretto, tanto meno utile, ai fini del dimagrimento.

È successo in passato, (ma succede anche oggi) di processare i cibi, per renderli "light", talvolta abbassandone il contenuto naturale di grassi: si tratta di un errore ancora più grave, non solo per l'alterazione del cibo in sé, ma anche per averlo privato di quell'elemento che, oltre ad avere importanti proprietà, è essenziale nel determinare la sazietà.

Ricordo inoltre, che i grassi naturali hanno anche funzioni protettive, antinfiammatorie (omega 3), di costruzione di membrana cellulare, neurotrasmettitori e di ormoni, oltre a veicolare e favorire l'assorbimento di vitamine liposolubili.

I grassi sono nutrienti molto importanti, anche nei processi di dimagrimento, ed esiste differenza fra il grasso, naturalmente presente nel cibo, e quello estratto, trasformato o processato, addizionato a vari alimenti industriali.

Il mio consiglio è quello di ricercare sempre la varietà (rispettando i cibi ammessi) in quanto, non sono importanti solo per la tipologia (omega 3, 6, ecc.), ma anche per i nutrienti annessi o da questi veicolati, presenti nell'alimento intero e non processato.

PERCHÉ NON SI DIMAGRISCE?

Dimagrire non significa perdere peso (senza sapere cosa realmente è stato perso) e soprattutto non significa avere fame, essere debole, avere una pelle secca, magari un alito pesante, essere stanco e avere poche energie: questo è il contrario di quello che dovrebbe succedere, ma che spesso avviene per via di un approccio superficiale alla materia.

Si potrebbe definire un "finto dimagrimento". Probabilmente nel giro di breve tempo si recupererà il peso perduto con l'aggravante di ritrovarsi più grassi di prima. Quando si perde peso in questa maniera vuol dire che si va ad agire sulla massa magra (sono tutti sintomi legati ad una perdita di peso avvenuta in modo inadeguato), ma si recupera in massa grassa (concetto che spiegherò a breve). Ci si ritrova in uno stato peggiore del precedente, in quanto, massa magra significa anche buon metabolismo quindi sinonimo di salute e non è né semplice, né veloce creare massa magra nel corpo perché è necessario allenarsi e farlo in modo corretto. Creare tessuto grasso (ingrassare) è molto più semplice e veloce: basta mangiare male!

CAMBIARE IL FOCUS

È fondamentale!

Cosa significa cambiare il focus? Lascia che ti spieghi meglio:

Per cercare di dimagrire, la maggioranza delle persone e dei professionisti, ha sempre e solo pensato a dieta e calorie: abbassiamo le calorie, quindi mangiamo di meno, e raggiungiamo l'obiettivo!

I risultati lo dimostrano: si comincia da subito ad avere fame e, nel giro di poco tempo, si abbandona il piano alimentare precedentemente impostato ritornando ad ingrassare, probabilmente più di prima!

Ma perché?

La risposta è semplice: non bisogna considerare le calorie, ma altri fattori:

- STATO DI INFIAMMAZIONE
- COMPOSIZIONE CORPOREA
- QUALITÀ E POTERE NUTRIZIONALE DEL CIBO
- CICLI CIRCADIANI
- CONDIZIONI MENTALI

Come già detto, il focus va "spostato".

Consideriamo l'organismo nel suo complesso, analizziamo gli aspetti necessari per farlo funzionare bene e il dimagrimento avverrà come naturale conseguenza.

L'obiettivo è quello di stare bene, di mangiare sano, di sentirsi in forma e pieni di energia. Una persona energica ed in forma non può essere grassa! Quando si è in salute non si ingrassa!

Se si pensa di poter dimagrire senza considerare l'uomo nel suo insieme, o solo con un approccio superficiale (consumo queste calorie, mangio questi macro nutrienti, ecc.) non si può raggiungere nessun obiettivo.

INFIAMMAZIONE E AUMENTO DEL PESO

L'infiammazione costituisce il problema principale dell'incremento del peso e delle patologie in generale.

Una malattia, dalla semplice influenza, alla grave patologia metabolica, ha origine da un processo infiammatorio: ci sono moltissime patologie con migliaia di denominazioni, (semplifichiamo a stato infiammatorio). Più l'infiammazione persiste, aumenta nel tempo, e diventa cronica, più grave sarà la condizione fisico-metabolica di un soggetto.

L'obesità è una patologia che deriva da un'infiammazione cronica, quindi, anche il sovrappeso dipende da un'infiammazione.

Ecco perché, se vogliamo dimagrire, dobbiamo ridurre l'infiammazione.

Senza spiegare tecnicamente come si sviluppa l'infiammazione, si può semplificare considerandola come una serie di reazioni, da parte del sistema immunitario, che avvengono in risposta ad elementi estranei o non compatibili con l'organismo.

Uno di questi elementi è il cibo che, al contrario di quello che si potrebbe immaginare, agisce sull'organismo quotidianamente, in quanto, tutti i giorni dobbiamo alimentarci. Gli esperimenti di Kouchakoff, negli anni 30', hanno dimostrato come il sistema immunitario si "attivasse" con l'assunzione di cibo, evidenziando che, l'assunzione di cibi non naturali, carni, derivati e prodotti animali, comportava una risposta leucocitaria elevata. Addirittura è stato verificato come i cibi cotti alzavano moderatamente la quantità dei globuli bianchi.

Per questi motivi, l'alimentazione gioca un ruolo determinante nei processi infiammatori e nell'attivazione del sistema immunitario.

Compresi questi aspetti, è necessario applicarli per ottenere benefici in termini di dimagrimento.

Il dimagrimento è una conseguenza di uno stile di vita salutare, non un vero e proprio fine da raggiungere: se sei in salute sei anche magro.

L'obiettivo è la salute che non significa solamente assenza di malattia, ma benessere, energia, efficienza e buona forma fisica.

CENNI DI COMPOSIZIONE CORPOREA

Nel modello bicompartimentale l'uomo è costituito da massa magra e massa grassa.

La massa grassa è formata da solo grasso quindi, le cellule che la compongono, non intervengono nei processi metabolici dell'individuo, sostanzialmente servono solo da accumulo (immagina un bidone).

La massa magra costituisce tutto quello che non è grasso (acqua, muscolo, scheletro, sangue, cartilagini, glicogeno ecc.) e possiamo definirla massa metabolicamente attiva, che partecipa significativamente ai processi metabolici dell'organismo.

Una buona massa magra è sinonimo di buon metabolismo, energia e benessere.

Cosa succede se mangiamo poco?

Se si adottano regimi ipocalorici ed analoghi, il corpo comincia ad attuare meccanismi di difesa, quindi, andrà a preservare il tessuto adiposo "sacrificando" il tessuto magro: la massa magra si riduce notevolmente, mentre il grasso solamente in minima quantità.

Se analizzata con bioimpedenza (metodica strumentale semplice e riproducibile) si evidenzierà una perdita notevole di acqua.

Ma l'acqua è contenuta nella cellula magra (il 98% circa della cellula magra è costituito da acqua) di conseguenza si avrà una riduzione importante del tessuto magro.

Tessuto magro significa anche metabolismo quindi funzionalità del corpo!

Non è un buon risultato un calo di peso: si stanno perdendo cellule "buone", in sostanza si è più grassi di prima, con l'aggravante di sentirsi più stanchi, affaticati e privi di energia.

QUALITÀ E POTERE NUTRIZIONALE DEL CIBO

Ritengo che la qualità del cibo sia essenziale, per migliorare la propria salute, il proprio benessere e conseguentemente dimagrire.

Ma cosa significa qualità?

Qualità è sinonimo di naturale, ossia come natura crea: senza contaminazioni, lavorazioni, modifiche chimiche, meccaniche o di altra natura; un frutto che cresce nel giardino del proprio orto si può considerare di estrema qualità. La peggiore qualità invece, la si ritrova in alcuni prodotti dell'industria alimentare, contaminati dall'origine alla vendita. Si può affermare quasi sempre che più è lunga la lista di ingredienti che un alimento possiede, minore sarà la sua qualità, soprattutto quando vengono addizionati elementi dannosi quali: zuccheri semplici, sale, grassi idrogenati, coloranti, conservanti o additivi vari.

Per definire un prodotto di qualità, è utile conoscerne anche l'origine, quindi sapere cosa è stato utilizzato durante il suo sviluppo o la sua crescita; ritornando all'esempio precedente, un frutto che cresce nel proprio orto, è diverso dallo stesso frutto, sottoposto a utilizzo di concimi, pesticidi o fertilizzanti.

POTERE NUTRIZIONALE

Un alimento di buona qualità ha, come io sostengo, un elevato potere nutrizionale.

Il potere nutrizionale è molto più importante delle calorie in quanto determina la capacità saziante di quel determinato alimento.

Faccio un esempio: se si consuma un etto di riso integrale, si avvertirà una sazietà maggiore, rispetto ad un etto di riso bianco; questo perché, nonostante le calorie siano le stesse, il riso bianco non possiede le vitamine, i minerali e la fibra presente all'origine, quindi più naturale.

Lo stesso avviene con la frutta: un frutto succoso, appena staccato dall'albero, avrà un potere nutrizionale, quindi saziante, maggiore rispetto al medesimo frutto che si trova sugli scaffali del supermercato; un attento approccio può essere di aiuto.

La qualità e il potere nutrizionale, per questo motivo, sono determinanti nel favorire benessere e sazietà, ben più determinanti delle calorie.

CICLI CIRCADIANI DEL CORPO

I cicli circadiani consistono in una sorta di orologio interno che si regola e sincronizza con il ciclo del giorno e della notte, attraverso stimoli naturali come la luce solare o la temperatura ambientale.

I ritmi circadiani, per mezzo del sistema endocrino, determinano diverse attività biologiche all'interno del nostro organismo, quali le fasi sonno/veglia, i parametri relativi alla temperatura corporea e all'apparato cardiocircolatorio.

Queste fasi sono talmente importanti per l'organismo, che persone soggette frequentemente a jet-lag, oppure lavoratori notturni e turnisti vari, manifestano nel tempo numerose problematiche endocrine, non soltanto riferibili al sonno, ma anche all'apparato gastrointestinale.

È quindi forte il legame fra l'introduzione di cibo e i cicli naturali cui l'organismo è sottoposto.

I cicli circadiani sono 3, di circa 8 ore ciascuno.

IL CICLO MATTUTINO O FASE ELIMINATIVA

È quello che inizia intorno alle 4 del mattino e termina verso mezzogiorno.

È definito anche ciclo eliminativo, in quanto il corpo, in questo periodo, provvede ad eliminare attraverso il tessuto linfatico e cardiovascolare e per mezzo di organi emuntori (principalmente reni, fegato, polmoni e intestino) le sostanze tossiche dal nostro organismo.

Riporto qualche esempio: se la sera si beve qualche bicchiere di troppo, si mangia male, in eccesso o si sovraccarica di esercizio l'organismo, sarà la mattina che si manifesteranno svariati sintomi quali: mal di testa, fastidi intestinali, e dolori muscolo/articolari. Questo, in quanto (di notte, il sistema immunitario è impegnato a riportare l'organismo in equilibrio) di mattina avviene che tutti i rifiuti e le sostanze nocive, dal sangue passano agli organi emuntori che provvederanno alla loro eliminazione (si pensi al colore scuro e all'odore particolarmente "acido" delle prime urine, dopo una cena particolarmente eccessiva di cibo e alcolici).

Più si segue uno stile di vita salutare, più si affina la propria sensibilità a praticarlo.

IL CICLO DIURNO O FASE ALIMENTARE

Il ciclo diurno o fase alimentare, comprende il periodo che va dalle 12 alle 20.

Teoricamente è il periodo in cui vengono svolte le attività: consumo dei pasti, lavoro e attività fisica.

È quell'arco temporale in cui siamo più attivi e nello stesso tempo, più resistenti agli agenti esterni (anche dannosi).

IL CICLO NOTTURNO O FASE DEL SISTEMA IMMUNITARIO

Comprende le ultime 8 ore, quindi va dalle 20 alle 4 del mattino ed è il ciclo più importante, in quanto non dipende prettamente da noi, ma dai sistemi ormonale ed immunitario che subentrano con precisi meccanismi di autoregolazione.

Si tratta di tempo prezioso, durante il quale i meccanismi di autoguarigione lavorano intensamente per riportare equilibrio e detossinare il nostro organismo.

Mangiare tardi o spizzicare, bere caffè o alcolici oppure andare a letto a notte inoltrata, significa ostacolare i sistemi depurativi e quindi col tempo far perdere efficienza all' organismo.

Se ad esempio pratichiamo uno stile di vita sregolato, di mattina in mattina, avvertiremo sempre meno gli stimoli eliminativi (il mal di testa e la stanchezza si stabilizzeranno in uno stato cronico).

È possibile il manifestarsi anche del sovrappeso, in quanto il corpo diventa quasi incapace di eliminare i vari "veleni" che tendendo ad "accumularsi" cominciano a generare problemi di salute.

IN SINTESI, COME SI FA A DIMAGRIRE?

Dimagrire non è difficile se ci si attiene a seguire alcune linee guida che permettono di raggiungere risultati certi anche a breve termine.

- L'infiammazione è la causa del sovrappeso.
- Bisogna mangiare in maniera adeguata per non favorire o incrementare l'infiammazione.
- Mangiare bene significa rispettare i cicli circadiani del corpo, quindi capire anche quando mangiare.
- Una buona dieta contempla la qualità del cibo: qualità significa naturale; gli alimenti che crescono in natura sono "compatibili" col nostro organismo e non creano fenomeni infiammatori.
- L'infiammazione dipende anche dallo stile di vita che si conduce e dall'ambiente in cui si vive: cattive abitudini come fumo, alcol, ecc aumentano i fenomeni infiammatori così come l'inquinamento.
- L'attività fisica è un mezzo capace di ridurre l'infiammazione (in quanto attiva il sistema linfatico e cardiovascolare) e nello stesso tempo di aumentare la massa metabolicamente attiva (quella utile che rende energico l'organismo).
- Lo stress e le tensioni mentali creano infiammazione.

ALIMENTAZIONE PER DIMAGRIRE

L'alimentazione corretta è fondamentale per ottenere dei risultati anche in termini di dimagrimento.

Un'alimentazione di qualità, sana e naturale, secondo i principi che ho dettagliato nel libro Healthy Natural Diet, il metodo HND, acquistabile su Amazon, è la base, non solo per ostacolare l'infiammazione, ma soprattutto, per ridurla grazie alle vitamine, i minerali, gli antiossidanti e i fitocomposti: preziose risorse per la nostra salute ed il nostro benessere.

E' necessario sapere cosa mangiare attenendosi ad uno schema nutrizionale il più vario possibile, in quanto, seguire una dieta deve essere un piacere e non un sacrificio: il sacrificio produce stress, tensioni e insoddisfazioni.

Dieta è benessere che significa: avere energia, forza ,vitalità e non sentirsi stanchi appesantiti e privi di vitalità.

Per un aiuto alla comprensione, può essere utile fare riferimento all'anatomia umana.

Cito alcune dichiarazioni fatte dai più prestigiosi luminari della storia:

Georges Cuvier (1769-1832) , uno fra i più grandi in assoluto

"L'Anatomia comparata ci insegna che in ogni dettaglio l'uomo somiglia agli animali frugivori e per niente ai carnivori ... Solo camuffando la carne morta, resa più tenera da tecniche culinarie, è possibile per l'uomo masticarla e digerirla, solo così la vista di carni crude e sanguinolente non suscita orrore e disgusto".

Richard Owen, naturalista (1804-1892)

A) Gli antropoidi e tutti i quadrumani ricavano la loro alimentazione dai frutti, dai semi e da altre succose sostanze vegetali e la stretta analogia fra la struttura degli animali e quella dell'uomo dimostra palesemente il loro frugivorismo naturale.

B) Le scimmie, la cui dentizione è pressoché uguale a quella dell'uomo, vivono principalmente di frutta, noci ed altre varietà simili per consistenza, sapore e valore nutritivo elaborate dal mondo vegetale. La somiglianza profonda fra i denti dei quadrumani e quelli degli uomini dimostra che l'uomo era in origine adatto a mangiare i frutti degli alberi nel Paradiso.

Dr. Richard Lehne, anatomista:

"L'anatomia comparata prova che la dentatura umana è totalmente frugivora e ciò è confermato dalla paleozoologia con documenti di milioni di anni".

Carolus Linnaeus, botanico (1707-1778):

"La frutta è il cibo più adatto alla bocca, allo stomaco, alle stesse mani dell'uomo, disegnate appositamente per raccogliere e mangiare frutta. E anche se il genere umano ad un certo punto della sua storia adottò abitudini onnivore, millenni di "onnivorismo" non hanno cambiato di una virgola anatomia e la fisiologia del suo corpo".

Dopo le affermazioni di questi grandi scienziati (ce ne sono altre), penso che non sia necessario dilungarsi per comprendere che, anatomicamente parlando, l'uomo è un animale fruggivoro/fruttariano che, nel tempo, si è adattato a mangiare un po' di tutto pagandone, però, anche le conseguenze: malattie cardiovascolari (prima causa di morte nel mondo occidentale) e patologie metaboliche (correlate fra loro), sono solo un esempio di relazione fra cibo e malattia.

D'altra parte l'essere umano ha circa un 99,5% di materiale genetico in comune con lo scimpanzé, (animale al quale si avvicina di più la specie umana), di conseguenza far riferimento a come si alimentano questi primati è sicuramente un buon punto di partenza. Il cibo abitualmente consumato dagli Scimpanzé è principalmente la frutta, (per questo, sono definiti "frugivori").

Esaminiamo le principali caratteristiche anatomiche che ci accomunano:

BOCCA: dentizione con larghi incisivi, molari e premolari piatti, piccoli canini, con una capacità di masticazione abbastanza mobile (mandibola che si muove in più direzioni) e con un'abbondante salivazione in grado di miscelare e omogeneizzare bene il cibo.

Il carnivoro ha mandibole fisse, strappa e non mastica, grandi e affilati canini, piccolissimi incisivi e pochissima produzione di saliva (inghiottendo in pratica il boccone senza masticarlo).

APPARATO GASTROINTESTINALE: l'uomo è dotato di un intestino lungo, stretto, spugnoso, con anse e curvature e di una modesta quantità di succhi acidi, con assenza di enzima uricasi (fondamentale per disgregare l'acido urico prodotto dal metabolismo proteico).

Il carnivoro ha un intestino corto, privo di curve ed essenzialmente liscio (per favorire una rapida digestione con conseguente espulsione di sostanze putrescenti).

I carnivori posseggono un valore di acido cloridrico circa 10 volte superiori a quello umano, in maniera tale, da degradare i grandi quantitativi proteici; inoltre sono provvisti dell'enzima uricasi che consente loro di digerire i 30g. circa di acido urico prodotti dal metabolismo di ogni Kg di proteina animale ingerita.

ENZIMA URICASI: gli umani ne sono privi, quindi non sono in grado di espellere immediatamente ed in maniera efficace l'acido urico (come invece avviene nei carnivori).

L'acidità è causa di infiammazioni e l'acido urico in eccesso ne è uno fra i principali responsabili. I cibi contenenti proteine animali sono ricchi di acido urico, in particolare le carni (di qualsiasi colore) ne hanno circa 28g *100g*.

SANGUE: il sangue umano ha un PH pari a 7,3/7,5, quindi alcalino; un carnivoro intorno ai 6 (a seconda della specie), quindi decisamente acido, per cui i cibi alcalini (frutta e verdura in particolare), sono sicuramente più compatibili con le caratteristiche anatomiche umane (solo il quantitativo di 30g. di proteine, porterebbe acidificazione nel sangue, se non ci fossero i sistemi "tampone" ad entrare in azione" all'occorrenza). Il sistema immunitario dell'uomo, come dimostrato da Kouchakoff, entra in funzione con una risposta leucocitaria elevata all'introduzione di pasti contenenti carni o proteine animali in genere, riconoscendoli come "nemici".

LATTE MATERNO: ha un contenuto proteico molto scarso, quasi comparabile alla frutta, a differenza del latte di altri animali, soprattutto carnivori, il cui valore risulta decisamente più alto (cani e gatti hanno ad esempio rispettivamente 30 e 40% di proteine).

ALTRE CARATTERISTICHE: abbiamo delle mani per raccogliere e non degli artigli per cacciare e uccidere. Il nostro istinto non è omicida.

COME DOBBIAMO ALIMENTARCI? HEALTHY NATURAL DIET

In questo capitolo, analizziamo quali sono i cibi consentiti per ottenere benefici in termini di salute e dimagrimento e quali, le metodiche di cottura, per non alterare gli alimenti e causare processi infiammatori (che abbiamo visto rientrano fra le cause principali dell'aumento del peso).
Faccio riferimento ai principi della Healthy Natural Diet, un metodo di alimentarsi, da me creato, costituito da cibi naturali, non lavorati, non raffinati senza additivi, coloranti o conservanti aggiunti.

I CIBI CONSENTITI

- **FRUTTA**: almeno 3 porzioni al giorno (tutti i frutti).

- **VERDURA**: almeno 5 porzioni al giorno (tutte le verdure).

- **TUBERI** (patata, patata dolce, manioca, barbabietola), da alternare ai **CEREALI INTEGRALI** (riso integrale, farro, orzo), o **PIANTE ERBACEE** (quinoa, miglio, grano saraceno, amaranto, sorgo), nei pasti principali (pranzo e cena).

- **SEMI** (lino, sesamo, girasole, chia, canapa, zucca, ecc.): 2 volte al giorno, come condimento.

- **FRUTTA SECCA CON GUSCIO** (noci, nocciole, mandorle, pistacchi, noci pecan, ecc.): 2-3 volte a settimana in aggiunta alla merenda (frutta secca non salata e non tostata).

- **LEGUMI**: 2-3 volte a settimana prevalentemente a cena.

INDICAZIONI HND

HND è una dieta che rispetta la natura e la stagionalità dei cibi per cui prevede che ci si nutra prevalentemente di quello che offre la terra del proprio ambiente.

L'alimentazione basata su prodotti locali e stagionali, assicura nutrienti in quantità superiori e maggiormente biodisponibili.

- Non c'è alcun frutto da evitare in quanto, tutti più o meno presentano vitamine, minerali e antiossidanti capaci di assicurarci salute e benessere a lungo termine: più si varia nelle scelte, più si otterranno i benefici, soprattutto se possono agire in sinergia.

- Le verdure costituiscono, insieme alla frutta, il pilastro fondamentale della Healthy Natural Diet. Sono utilissime per il loro potere depurativo e per fornire all'organismo vitamine, minerali e antiossidanti, oltre che costituire un'importantissima fonte di fibra.

- Nella Healthy Natural Diet sono previsti esclusivamente cereali integrali in chicco che non subiscono processi di lavorazione, per cui non perdono le vitamine ed i preziosi minerali in essi contenuti. I cereali sono ricchi di carboidrati complessi, ma anche di proteine e fibre. Sono fonti importantissime di vitamine del gruppo B, vitamina E (contenuta nella piccola porzione lipidica del chicco) ed acido folico.

- I tuberi e le radici in genere hanno eccezionali proprietà: sono un ottimo sostituto dei cereali anche preferibili ad essi, in quanto più naturali e digeribili.

- Le piante erbacee non hanno glutine e sono più digeribili rispetto ai cereali.

- I legumi sono fonti importanti di vitamine del gruppo B, vitamina PP, acido folico e vitamina H, oltre che di preziosi minerali come ferro potassio e fosforo. Sono costituiti da carboidrati, proteine e fibre, tanto da risultare alimenti quasi completi dal punto di vista nutrizionale, se non fosse per alcuni fattori anti-nutrizionali (per questo va limitato il consumo), generalmente di derivazione proteica, che si possono comunque inibire parzialmente con la cottura.

- I semi sono nutrienti fondamentali nella Healthy Natural Diet, in quanto, sono ricchissimi di vitamine, minerali, proteine complete, fitosteroli, fibre, ma soprattutto costituiscono la fonte principale di acidi grassi essenziali e indispensabili, della famiglia omega 6 e omega 3.

- La frutta secca, o frutta con guscio, fra cui ricordiamo mandorle, noci, nocciole, noci pecan, macadamia, pistacchi, anacardi e arachidi, ha pressappoco le stesse proprietà dei semi, quindi: grassi buoni, ottime proteine, fibre, vitamine (E in particolar modo) e minerali importanti come ferro e calcio.

<u>LA QUALITÀ</u>

Anche se la frutta e la verdura posseggono, in quanto cibi "vivi", antiossidanti ed enzimi in grado di eliminare la maggior parte dei pesticidi e contaminanti, è preferibile acquistare il cibo da fornitori o supermercati di fiducia. Lo stesso vale per cereali, legumi, semi e frutta secca.

Se non è possibile reperire tutto in contesti locali, si può fare affidamento al marchio "bio": non è garanzia di salute, ma tutela maggiormente la qualità.

L'orto personale, assicura la miglior qualità e il più alto potere nutrizionale rispetto ad altri cibi analoghi.

CIBI PRO-INFIAMMATORI CHE CONTRASTANO IL DIMAGRIMENTO

I cibi non naturali e non compatibili con l'essere umano (che spesso sono presenti sulle tavole delle persone), possono creare fenomeni infiammatori e reazioni immunitarie, tali da pregiudicare i processi di dimagrimento e, col passare del tempo, lo stato di salute generale.

PRODOTTI DI ORIGINE INDUSTRIALE

Si tratta di cibi "morti", privi di nutrienti biodisponibili, altamente acidificanti. Ricchissimi di molecole estranee all'organismo come coloranti, conservanti, addensanti e additivi in genere. Spesso sono addizionati di zuccheri, grassi vegetali di pessima qualità, sale, edulcoranti, farine tipo 00, lieviti artificiali e altri componenti chimici, ad alto potere infiammatorio. Si può sostenere che, la maggior parte dei prodotti confezionati, derivati dall'industria alimentare, sono dannosi per l'organismo e andrebbero evitati a tutela della propria salute. È bene, inoltre, considerare che, il connubio di più elementi associati, ha effetti esponenzialmente dannosi per il corpo.

ZUCCHERO

Disturba gli equilibri biologici dell'organismo, indebolisce il sistema immunitario, altera l'equilibrio insulino-glicemia, danneggiando i recettori di membrana; contribuisce alla crescita patogena di lieviti e funghi (la candida Albicans è una di questi), si lega e sottrae vitamine e antiossidanti. Causa assuefazione e danneggia alcuni organi metabolici come reni, fegato e soprattutto pancreas. Lo zucchero è talmente acidificante che se sparso su una pianta, questa potrebbe morire in breve tempo.

Tutti gli zuccheri derivati dall'industria, chi più chi meno, creano le stesse problematiche nell'organismo; l'unico zucchero ammesso è quello naturalmente presente nella frutta e nei vegetali.

SALE

Il sale è un elemento inorganico, un potente irritante per il corpo che crea disequilibri ormonali, in particolare alla tiroide, ai reni e alle ghiandole surrenali.

Il sale è pericoloso per il sistema cardiovascolare: alterando gli equilibri di membrana cellulare (particolarmente dello scambio sodio-potassio), contribuisce all'aumento della pressione arteriosa. Il sale diventa esponenzialmente più pericoloso in soggetti già in sovrappeso, obesi con patologie in corso. È necessario inoltre, prestare attenzione al sale "nascosto" contenuto (perché addizionato) in diversi alimenti industriali, carni, insaccati, formaggi ecc.

L'unico sale ammesso, seppure in minime quantità, è il sale integrale naturale, non lavato, non addizionato (da iodio o altri componenti). Si tratta di un sale naturale, ricco di minerali, che potrebbe essere utile anche durante la pratica di attività sportive in sostituzione di integratori e polveri chimiche.

FARINE 00

Gli effetti si possono paragonare a quelli dello zucchero in quanto, non esiste grande differenza fra di loro.

Le farine 00, oltre ad essere private di tutta la parte nutrizionalmente più importante del cereale (vitamine del gruppo B e vitamina E, minerali e fibre), sono spesso sottoposte dall'industria ai raggi gamma, per evitarne i processi di irrancidimento: queste farine praticamente non scadono mai, ma l'irradiazione ai raggi gamma porta alla perdita definitiva dei residui nutritivi rimasti.

Non bisogna poi dimenticare, la contaminazione chimica, in particolare glifosate, che il grano subisce all'origine per aumentarne la resa.

In sostanza le farine 00 si possono considerare un mix di zucchero e glutine, con residui agrochimici! Potere nutritivo zero, potenziale infiammatorio molto elevato. Nell'industria alimentare, sono presenti ovunque!

GLUTINE

È la parte proteica del cereale, di per sé non costituirebbe un problema, se non fosse per la trasformazione che, questa componente, ha subito negli anni da parte dell'industria alimentare, al fine di migliorare la consistenza ed il rendimento dei prodotti da forno. Il glutine, inoltre, è la vittima prediletta del glifosate (potente erbicida sopracitato) che modificando la composizione di questa proteina, la trasforma in una sorta di colla all'interno dell'intestino umano, alterandone la mucosa e inibendone l'assorbimento dei nutrienti.

Si pensa che la causa della celiachia, malattia piuttosto recente, sia dovuta in gran parte all'assunzione di questo nuovo tipo di glutine, modificato nel tempo anche dall'industria alimentare (il glutine del grano antico possedeva meno della metà del corredo cromosomico del glutine che troviamo oggi nelle farine).

Il glutine proveniente da farro, orzo, o grano antico non trattato, (cereali che non hanno subito i processi dell'industria alimentare), non ha lo stesso potere infiammatorio e può essere consumato con moderazione.

CARNI E DERIVATI

Sono alimenti quasi incompatibili con l'essere umano e il suo sistema digerente. Mancano di nutrienti (i cadaveri sono morti e non bisogna considerare le vitamine organiche presenti quando l'animale è vivo) anzi, provocano irritazioni e surriscaldamenti in tutto il sistema digerente: un pezzo di carne impiega anche 20 ore per una digestione completa (che non sarebbe nemmeno corretto definire tale). Bisogna inoltre considerare che le particelle che non vengono digerite, a volte si depositano nelle anse intestinali creando infiammazione e putrefazione (con trasformazione in molecole cancerogene come cadaverina, putrescina e nitrosamine). Bisogna considerare anche l'elevata presenza di acido urico, un acido particolarmente nocivo per l'uomo, in quanto sprovvisto dell'enzima uricasi, adatto alla metabolizzazione.

Se aggiungiamo la presenza di residui farmacologici, antibiotici e contaminanti derivati dai mangimi degli allevamenti intensivi è facile comprendere che le carni sono da evitare senza fare distinzione né fra carni bianche né fra carni rosse.

PESCE

Sono animali a sangue freddo, con carni meno infiammatorie rispetto alle altre, ma che purtroppo subiscono i danni di un'industrializzazione spietata.

Circa l'80% del pesce che si trova in vendita è pesce di allevamento, quindi contaminato da farmaci, antibiotici e mangimi vari; il restante pesce oltre a provenire da zone molto lontane dalla costa, presenta, nelle proprie carni: plastiche, diossine e metalli pesanti, (mercurio in particolare).

Definire il pesce "sano" è utopia, così come pensare che dal pesce si ottengano i famosi grassi omega 3: il pesce vivo li possiede, ma quando viene cotto, ad elevate temperature, questi grassi irrancidiscono e si trasformano in grassi saturi (per la perdita del doppio legame sull'atomo di carbonio).

Non sono da meno i crostacei, soprattutto per l'elevata presenza di acido urico che, come sopra citato, non siamo in grado di metabolizzare adeguatamente.

LATTE E LATTICINI

Sono incompatibili con il nostro organismo: ogni latte è specie-specifico e nessun mammifero beve latte di un'altra specie, tanto meno dopo lo svezzamento!

Il latte dunque è altamente specifico e di conseguenza, le proteine del latte vaccino, in particolar modo le caseine, creano nell'uomo una risposta infiammatoria, evidenziata con la produzione di muco. Anche lo zucchero presente, il lattosio, non è compatibile con l'essere umano e crea malassorbimenti e problemi intestinali.

Ricordo che il latte di vacca di produzione industriale è contaminato da farmaci e antibiotici oltre a muco e impurità secrete dalle bestie, spesso soggette a mastiti e infiammazioni.

Bisogna anche considerare che, i processi di pastorizzazione, incidono sulla denaturazioni di vitamine e altri nutrienti.

UOVA

Le uova sono mestruazioni della gallina, con fattori antinutrizionali presenti sia nel tuorlo sia nell'albume. La maggior parte delle uova, proviene da allevamenti intensivi in cui vengono utilizzati farmaci e antibiotici, che vi si ritrovano in microparticelle. Aggiungiamo che, la produzione in ambiente spesso non naturale ed in sofferenza, ha inevitabilmente ricadute sul prodotto finale.

Si potrebbe ammettere il consumo di qualche uova di produzione propria, ma questo non elimina l'acidità provocata, i fattori antinutrizionali e il pericolo di contaminazione.

METODI DI COTTURA E COMBINAZIONE DEI CIBI

Al fine di ottenere i migliori benefici dagli alimenti e assimilarne le vitamine, i minerali e gli antiossidanti, nella forma più biodisponibile e meno invasiva per il nostro corpo, è necessario alimentarsi prevalentemente con cibo crudo.

La regola generale da adottare è quella di contemplare, per la propria alimentazione, il 75% di cibo crudo (nella stagione estiva si può arrivare anche a 85/90%) e il restante di quello cotto.

Alternativa possibile al crudo è la cottura a vapore o al forno (no microonde).

È preferibile utilizzare un'apposita vaporiera con due cestelli, dove nel primo, a contatto col fuoco, viene riposta l'acqua a bollire e nel secondo, le verdure, che si cuoceranno grazie al vapore.

Per preservare il più possibile le vitamine e gli antiossidanti sensibili, i tempi di cottura devono essere piuttosto rapidi, in tal modo si salvaguarda anche la consistenza del cibo.

COMBINAZIONI DEI CIBI

Il mio consiglio, in linea con i principi della Healthy Natural Diet, è quello di consumare pasti semplici e nutrienti, rispettando i cicli circadiani del corpo. La fase alimentare, ricordo, va dalle 12 alle 20 circa.

Meglio non mescolare troppo i cibi fra loro: consigliabile un piatto unico ed un antipasto composto da verdure crude, meglio se a foglia verde (insalata, bietola, cicoria, spinaci, ecc), ma anche finocchio e sedano sono buone alternative.

La frutta andrebbe consumata da sola, lontano dai pasti e preferibilmente di una sola tipologia, variandola di volta in volta.

È bene rispettare anche la stagionalità di frutta e verdura per assicurarsi una migliore qualità di ciò che si mangia.

Si suggerisce, col passare dei giorni, di variare le scelte e sperimentare preparazioni nuove e differenti: gli alimenti vegetali, si prestano a molteplici combinazioni, basta solo avere un po' di pazienza, entusiasmo e fantasia.

Le spezie, tutte ammesse, possono davvero cambiare il gusto di uno stesso piatto.

Un aiuto ci viene dato dal web dove si trovano moltissime ricette e preparazioni a cui far riferimento.

ACQUA E BEVANDE

L'acqua di migliore biodisponibilità è quella contenuta in frutta e verdura.

Consiglio sempre di bere quando si ha sete e di evitare di farlo durante i pasti. L'introduzione di liquidi mentre si mangia, infatti, finisce con il diluire eccessivamente i preziosi enzimi digestivi adibiti alla scomposizione del cibo.

Per quanto riguarda la tipologia di acqua, le più indicate sono quelle a basso residuo fisso: i minerali presenti nell'acqua non sono biodisponibili anzi, si comportano allo stesso modo del calcare nelle tubature di casa. Nelle acque in vendita, inoltre, sono presenti numerosi residui in forma microscopica (dovuti ai processi di estrazione), che non la rendono simile all'acqua delle cellule, quella di cui realmente abbiamo bisogno.

Altra problematica è costituita dalla plastica, in quanto, soprattutto se esposta al calore, può rilasciare componenti chimiche dannose e cancerogene.

Il mio consiglio è quello di evitare acque imbottigliate preferendo, se si ha la possibilità di installare nella propria abitazione, un depuratore professionale con appositi filtri, in grado di filtrare e purificare l'acqua alla fonte.

ESTRATTI, FRULLATI E CENTRIFUGATI

Il potere nutrizionale di un frutto intero è superiore allo stesso frutto frullato o centrifugato, tanto è vero che mangiare ad esempio 2-3 frutti di seguito, implica un senso di sazietà piuttosto importante mentre, spremere, estrarre o centrifugare anche 5-6 frutti insieme comporta un potere saziante decisamente inferiore.

È meglio utilizzare estratti e centrifugati solo saltuariamente o nel post allenamento, (per recuperare velocemente le energie e reintegrare vitamine e minerali persi con la sudorazione).

Talvolta, centrifugati di sole verdure crude (sedano e finocchio in particolare), possono essere utili la mattina, a digiuno, nei periodi "detox", quando ci si sente particolarmente "debilitati" o affaticati in seguito a una cena "pesante".

COLA, BEVANDE GASSATE E LIGHT, ENERGY DRINK

Evitatele! Non servono per dimagrire, piuttosto sortiscono l'effetto opposto.

Le metterei allo stesso livello, in quanto, hanno tutte un potenziale infiammatorio. L'unica bevanda consentita, se si vuole veramente dimagrire, è l'acqua. Queste bibite sono ricche di conservanti, coloranti o additivi e, oltre alla caffeina, spesso aggiunta, contengono zucchero o edulcoranti (bibite light), molecole pericolose per la nostra salute. Vorrei inoltre ricordare che, ogni singolo ingrediente, è potenzialmente più dannoso, se abbinato ad altri ingredienti simili. È il caso degli energy drink, i quali, hanno una tossicità superiore a quella del caffè perché mix di sostanze pericolose. Le persone, confuse anche dalla pubblicità, spesso tendono a fraintendere gli effetti prodotti dalle bibite energetiche, che non sono quelli di procurare energia, ma il contrario (in particolare le ghiandole surrenali, produttrici di adrenalina sono iper-affaticate nei processi eliminativi).

ATTIVITÀ FISICA

L'attività fisica è indispensabile per il mantenimento di un buono stato di salute, che assicura benessere, energia e performance.

Interviene in maniera determinante nei processi di dimagrimento, anche se è necessario sapere: cosa significa svolgere attività fisica, come interagisce nel dimagrimento e come essere in grado di saperla organizzare.

Faccio sempre il paragone con un coltello: se usato bene ti aiuta, se preso nel verso sbagliato ti puoi fare seri danni!

Così pure l'attività fisica se programmata in modo corretto può dare grandi benefici, se fatta a caso, può anche causare l'effetto opposto!

"Faccio anche sport e non dimagrisco!" Quante volte hai sentito questa frase! Tale affermazione non significa nulla! A maggior ragione se consideriamo che, la media delle persone, ritiene che fare sport vuol dire camminare tutti i giorni o avere la scheda abbonamento di una palestra!

È dunque necessario fare chiarezza, per poter raggiungere risultati in termini di benessere e di dimagrimento.

ATTIVITÀ FISICA E MOVIMENTO

Sono due cose distinte: movimento significa mantenersi attivo evitando la sedentarietà; attività fisica significa programmazione mirata e personalizzata, adattata a ciascun individuo, al fine di raggiungere un determinato obiettivo: migliorare la forza, la resistenza, aumentare la muscolatura, sia come fine a se stesso, sia come applicazione, per raggiungere il successo in un determinato sport.

Uno stile di vita attivo, crea benefici ai sistemi linfatico e cardiovascolare: sono due componenti indispensabili per il corretto funzionamento dell'organismo, assicurandone salute e longevità.

SISTEMA LINFATICO: in stretta correlazione con il sistema cardiovascolare, è deputato all'eliminazione delle tossine, rifiuti tossici ed accumuli di liquidi (potenzialmente dannosi) dagli spazi interstiziali.

SISTEMA CARDIOVASCOLARE: cuore, vasi sanguigni e naturalmente sangue. Il sangue porta ossigeno e nutrienti in tutti i distretti corporei.

Avere questi due sistemi attivi ed efficienti, permette di contrastare l'infiammazione dell'organismo, sia nutrendo i tessuti di vitamine e antiossidanti, sia eliminando i potenziali fattori aggravanti, che scaturiscono dall'infiammazione.

Se l'infiammazione, come abbiamo visto, è una delle cause principali del sovrappeso, fare movimento, costituisce un pilastro fondamentale per favorire i processi di dimagrimento e mantenere un buon stato di benessere.

QUANTO DOBBIAMO MUOVERCI

Evitare la sedentarietà nella propria quotidianità è il punto di partenza: andare a lavorare a piedi, salire le scale senza l'uso dell'ascensore, fare la spesa senza servirsi dell'auto o parcheggiandola lontano, evitare i mezzi di trasporto preferendo la bicicletta, ecc. sono tutti suggerimenti utili da seguire.

Esiste poi il movimento attivo, ossia quel tipo di movimento continuo e prolungato,che è particolarmente efficace, se praticato con continuità, anche più volte al giorno.

Sto parlando della camminata, camminare è utile e piacevole per diversi motivi:

- aiuta ad eliminare l'infiammazione
- è molto efficace per il sistema linfatico e cardiovascolare
- aiuta a scaricare lo stress e le tensioni
- ci permette di stare all'aria aperta, alla luce del sole (fondamentale per l'assunzione della vitamina D)
- non presenta particolari controindicazioni ed è adatta a tutti.

Il mio consiglio è quello di effettuare dai 10 ai 15 mila passi attivi.

Parlo di passi attivi, in quanto, se eseguiti con continuità, determinano effetti metabolici positivi che non si innescano in un soggetto che si muove senza continuità.

Una buona strategia, se non si dispone molto tempo, è quella di fare mini passeggiate la mattina, dopo pranzo e la sera, magari dilungandole all'occorrenza. Non c'è una regola precisa: organizzati come meglio conviene, l'importante è ricercare la continuità in modo da acquisire un'abitudine.

Se si instaura un'abitudine nel nostro stile di vita, tutto diventa più semplice perché si trasforma in una serie di azioni automatizzate, quasi facenti parte del nostro DNA.

ALLENAMENTO

L'allenamento è qualcosa di più specifico, anche più complesso, in quanto, non è alla portata di tutti, o meglio, per praticarlo, è preferibile essere seguiti, soprattutto se si hanno problemi osteo-articolari o se non si conosce bene la materia.

Molte persone iniziano ad allenarsi guardando video o applicazioni, senza tenere in considerazione che, l'esecuzione del movimento e del gesto atletico, se non è eseguito o appreso in maniera corretta, può portare anche a serie problematiche quali: danni alla colonna vertebrale, ginocchia, caviglie e articolazioni.

Un altro errore consiste nel fatto che spesso, gli esercizi sono eseguiti a caso: durata ed intensità non sono programmate e soprattutto non vengono finalizzate al raggiungimento di uno scopo preciso.

A volte, oltre ad allenarsi male, si tende anche ad allenarsi troppo o in maniera sproporzionata alle proprie condizioni fisico-metabolico: se ad esempio non si è mai fatto nessun tipo di sport o si viene da un periodo di sedentarietà, allenarsi con troppo vigore, anche tutti i giorni, senza considerare adeguati tempi di recupero, può comportare problematiche di diversa natura, compresa la produzione eccessiva di radicali liberi e metaboliti tossici (provenienti dall'allenamento), che aumentano i processi infiammatori e probabilmente il catabolismo muscolare, finendo per avere risultati opposti a quelli prefissati.

ALLENAMENTO PER DIMAGRIRE

Ai fini del dimagrimento l'obiettivo è quello di costruire massa metabolica. La massa metabolica non è sinonimo di massa muscolare, ma per semplificare, possiamo definire massa magra, massa metabolica e massa muscolare come la stessa cosa, o meglio, si sviluppano allo stesso modo, con allenamenti dedicati in prevalenza all'ipertrofia.

Un allenamento a circuito ad esempio, potrebbe anche essere efficace i primi tempi e soprattutto per i soggetti sedentari, ma alla lunga, o con l'avanzare dell'età, va integrato o modificato per ottenere i benefici prefissati.

Un allenamento a circuito, infatti, si può definire un allenamento di resistenza, diverso rispetto all'ipertrofia o alla costruzione del muscolo.

È un allenamento che fa bene, aiuta il sistema cardiovascolare, e in un certo senso anche la muscolatura però, deve essere ben dosato e gestito correttamente, tenendo in considerazione anche il soggetto trattato (un ventenne non è né un quarantenne né un settantenne), altrimenti diventa pericoloso non solo perché non aiuta a dimagrire, ma, tantomeno a preservare la salute osteo articolare.

È necessario pianificare e programmare bene gli allenamenti, per fare in modo che, diventino un'arma vincente nel favorire il dimagrimento.

L'obiettivo degli allenamenti per perdita del peso è quello di conservare/aumentare la massa metabolica. La massa metabolica, può essere paragonata al motore di un'automobile: è essenziale per bruciare grasso e per conservare un buon stato di salute, benessere ed efficienza fisica.

ALLENARE L'IPERTROFIA

Significa aumentare la massa muscolare o evitarne il decadimento, soprattutto se riferito a soggetti in età avanzata.

Per allenare l'ipertrofia è necessario utilizzare i sovraccarichi (quindi generalmente i pesi), con esercizi specifici per ogni distretto del corpo: gambe, petto, spalle e dorso.

Bisogna quindi avere delle conoscenze di allenamento per lavorare in modo corretto senza rischiare di infortunarsi.

È importante, nel caso non si conosca la materia, fasi aiutare da un professionista del settore, o evitare questo tipo di allenamento (si possono comunque ottenere risultati in termini di dimagrimento).

Gli esercizi migliori per creare ipertrofia (chiamati anche esercizi base) sono:

- SQUAT E STACCO (arti inferiori)
- LENTO AVANTI (spalle)
- PANCA PIANA (petto)
- TRAZIONI ALLA SBARRA O REMATORE (dorso)

La tipologia di attrezzo utilizzato è indifferente, l'importante è eseguire il gesto atletico nel modo corretto e con carichi adeguati (circa un 80/85% massimale). Manubri e bilanciere sono gli attrezzi più consigliati.

SINTETIZZANDO

- ESERCIZI BASE
- CARICO 80-85%
- 6-10 RIPETIZIONI PER ESERCIZIO
- 3-6 SERIE PER ESERCIZIO
- 2' DI RECUPERO FRA OGNI SERIE

QUANDO E QUANTO ALLENARSI

Quando e quanto sono parametri importanti nel dimagrimento, difficili da valutare persino negli sport professionistici.

Cercherò di semplificare quanto più è possibile.

QUANDO?

Quando avete tempo e possibilità! Il periodo ideale è quello intorno alle cinque del pomeriggio, in quanto, siamo nel ciclo circadiano favorevole allo svolgimento delle attività. La temperatura corporea è più alta, quindi, si ha miglior irrorazione sanguigna verso i muscoli e maggior lubrificazione di tendini e articolazioni. Durante quest'arco di tempo, il rendimento è superiore e si nota minor tendenza agli infortuni (elemento da prendere in considerazione per le persone che hanno un'età avanzata).

Non costituisce un grosso problema allenasi in altri orari se, per questioni familiari o lavorative, non si riesce a svolgere attività nel pomeriggio: è sempre preferibile un orario diverso piuttosto che rinunciarvi del tutto!

QUANTO?

È un parametro difficile da valutare perché, dipende molto dalle caratteristiche individuali e genetiche di ognuno; incide anche il sesso, l'età e lo sport praticato in passato (quantità e intensità).

Non si può generalizzare, ma bisogna prestare attenzione in quanto, un eccesso di allenamento potrebbe, come già detto, portare ad effetti opposti: se non si recupera adeguatamente si rischia di "bruciare" massa metabolica.

Il mio consiglio è quello di cominciare per gradi, imparando ad ascoltarsi ed individuando i segnali che il nostro corpo quotidianamente ci invia.

Partire per gradi significa iniziare con un lavoro leggero e facilmente sostenibile nelle prime settimane, verificarne gli effetti sul proprio corpo e incrementarlo se possibile.

Programmare e monitorare la propria attività, soprattutto nei soggetti principianti o meno esperti, è buona norma: definire bene gli allenamenti (quando e cosa faccio) e successivamente annotare su un diario le sensazioni provate (in particolare il livello di affaticamento e di recupero) nelle ore successive, su una scala che va da 0 (nessun affaticamento e recupero immediato), a 10 (fatica estrema ed estrema difficoltà nel recupero).

AFFATICAMENTO: 1-2-3-4-5-6-7-8-9-10
RECUPERO: 1-2-3-4-5-6-7-8-9-10

Monitorando questi dati, è molto più semplice riprogrammare una settimana in base alle proprie esigenze. Per avere buoni risultati si potrebbe partire con un giorno di allenamento e il giorno seguente recupero. Se si è alle prime armi, è saggio prendere in considerazione la possibilità di effettuare almeno due giorni di recupero o programmare allenamenti più leggeri.

COME SI FA A MIGLIORARE

Se stai seguendo un programma di allenamento, noterai, dopo qualche settimana, che il livello di affaticamento e il recupero diventano sempre più leggeri e veloci, perché?
Il corpo tende sempre ad adattarsi quindi, lo stesso esercizio, svolto con le stesse modalità, non produce più gli stessi risultati (è un meccanismo di compensazione agli stimoli esterni, una ricerca dell'equilibrio) di conseguenza, se vuoi ottenere più risultati bisogna variare alcuni parametri dell'allenamento, in particolare volume e intensità.

Il volume è il lavoro nel complesso e si può aumentare in due modi:

- aggiungendo un esercizio (o più esercizi)
- aumentando il tempo (o numero di ripetizioni) per ogni esercizio

Per intensità si può intendere l'energia con la quale viene eseguito un determinato esercizio: più è svolto in maniera rapida, più diventa intenso. Si aumenta l'intensità anche incrementando il carico di lavoro (o aggiungendo pesi o riducendo i tempi di recupero fra un esercizio e l'altro).

VALUTARE I PROGRESSI

Buone sensazioni e miglioramenti di peso sono indice di progresso anche se, non sempre sono veritieri: si possono verificare benefici all'inizio, ma diventa difficile valutarne l' efficacia, a medio e lungo termine.
Persone più esperte hanno già affinato la capacità di ascoltarsi e comprendere meglio l'andamento di un programma, ma sia per loro, sia per i principianti, suggerirei di farsi valutare con un esame bioimpedenziometrico, effettuato tramite bioimpedenza

elettrica che si può eseguire ormai quasi dappertutto (tanti professionisti del settore posseggono questo strumento).

Fra i tanti parametri, che l'apparecchio misura, il più significativo, è l'angolo di fase.

Se questo aumenta nel tempo, significa che la struttura metabolica sta aumentando; di conseguenza si continuerà a dimagrire.

Ricordo che i vari test o esami, si fanno per essere ripetuti nel tempo: è inutile fare un esame fine a se stesso, bisogna verificarne periodicamente i cambiamenti avvenuti, e riprogrammare all'occorrenza.

IN SINTESI

L'allenamento è una pratica importante per il mantenimento della salute, della forma fisica, ma anche dei processi di dimagrimento.

Si può dimagrire anche senza fare allenamento, ma è più difficile, soprattutto nel lungo periodo.

L'allenamento dovrebbe essere mirato al mantenimento o il rafforzamento della massa muscolare, in quanto, la massa muscolare è quella metabolicamente attiva, che favorisce dimagrimento, energia e benessere.

La tipologia di allenamento più adatto per raggiungere questo obiettivo è l'allenamento dell'ipertrofia.

Anche il movimento, in particolar modo il movimento attivo, quindi continuo (come la camminata), è importante per salvaguardare la salute e per dimagrire in quanto: grazie al potenziamento del sistema linfatico e cardiovascolare si apportano nutrienti fondamentali ai tessuti e si eliminano tossine e molecole dannose, riducendo l'infiammazione, la causa principale dell'aumento del peso.

STILE DI VITA ED ABITUDINI NEGATIVE

Il principale responsabile dell'aumento del peso è l'infiammazione.

L'alimentazione può diventarne una causa in quanto, dovendoci nutrire quotidianamente, possiamo scegliere se nutrire il nostro corpo o danneggiarlo con cibi non naturali.

L'alimentazione gioca un ruolo importante, non solo perché può favorire i fenomeni infiammatori, ma anche prevenirli e ridurli (grazie all'apporto di vitamine, minerali e antiossidanti contenuti nel cibo naturale e di qualità).

Lo stesso importante ruolo lo giocano il movimento e l'attività fisica che, se svolti regolarmente ed in maniera corretta, comportano effetti antinfiammatori capaci di favorire il dimagrimento.

Alimentazione e attività fisica non sono gli unici responsabili dell'infiammazione; vi sono altri aspetti, legati alle abitudini e all'ambiente circostante, che possono aiutare o peggiorare le condizioni fisico-metaboliche.

Quando parlo di abitudini mi riferisco allo stile di vita e a particolari consumi: alcolici, fumo, farmaci da banco, caffè e derivati, integratori, a cui si aggiungono ritmi frenetici di vita e stress.

FUMO è una delle prime cause di morte del mondo; un vizio talmente dannoso che non ha bisogno nemmeno di spiegazioni: va abolito!

ALCOL è tossico, anche in piccole dosi, ma è concepibile farne un uso moderato in particolari occasioni. Il pericolo sussiste se lo si consuma quotidianamente. Vino e birra, a fermentazione naturale, sono da preferire a cocktail e miscugli vari.

FARMACI: sono sostanze chimiche pericolose e quanto più è veloce l'effetto di un farmaco, tanto maggiore sarà la sua pericolosità, soprattutto nel medio-lungo termine.

I farmaci da banco: aspirina, antidolorifici e antinfiammatori in genere, sono pericolosi, perché, è facile abusarne (anche per le campagne pubblicitarie fatte a riguardo).

In realtà i farmaci sono dannosi per le reazioni che derivano dalla loro assunzione, in primis l'alterazione della risposta naturale del nostro organismo.

Provo a spiegare meglio: uno stato influenzale, una febbre e sintomi, non sono nemici da combattere, ma segnali da comprendere: il corpo sta "soffrendo" o sta eliminando qualcosa di estraneo o dannoso e sopprimere il sintomo, è un errore.

In queste occasioni il corpo vuole riposare, ritornare all' equilibrio (infatti funziona e risponde bene alle situazoni e ai pericoli esterni).

Sopprimere i sintomi significa distruggere le difese che l'organismo mette in atto a tutela della salute: così facendo l'infiammazione non sparisce, è soppressa, ma lo stato di intossicazione permane.

Chi utilizza farmaci di frequente, è più soggetto a patologie ed è più esposto a pericoli provenienti dall'ambiente esterno, proprio perché il suo sistema immunitario viene, nel tempo, compromesso.

CAFFÈ: contiene caffeina, sostanza che altera la muscosa gastrointestinale quindi, un uso eccessivo, potrebbe causare infiammazione, gastrite e ulcere. Nel caffè sono presenti quasi 200 sostanze tossiche, dovute soprattutto alla tostatura ed all'estrazione a temperature elevatissime. Tra queste sostanze vi sono anche idrocarburi policiclici aromatici, potenzialmente cancerogeni.

Il caffè crea infiammazione ed il suo uso eccessivo non aiuta di certo a dimagrire, contrariamente di quanto si pensi, ma ha un effetto opposto, dovuto ai processi infiammatori, che si accentuano se abbinati anche ad una dieta squilibrata, oppure ad abitudini scorrette come introduzione contemporanea di fumo o alcolici/superalcolici.

Ricordo che la caffeina, ha un effetto eccitante, per lo stimolo adrenalinico delle ghiandole surrenali, sollecitate per eliminare la sostanza, estranea all'organismo.

L'effetto, infatti è breve, e si riduce nel tempo (tanto è vero che a volte si aumenta la frequenza e la dose di consumo). Questo significa inizio di accumulo di sostanze tossiche (infiammazione) all'interno dell'organismo e inibizione dei sistemi eliminativi.

INTEGRATORI: sono tantissimi, ma non cercate effetti miracolosi in nessuno di questi. Molecole chimiche estranee al nostro sistema immunitario. Particolare attenzione vorrei dedicarla ai termogenici, tanto acclamati nella perdita del peso, ma che sostanzialmente producono effetti simili agli energy drink: iper stimolazione delle ghiandole surrenali, impegnate nei processi eliminativi, con alta produzione di adrenalina, talmente elevata da arrivare ad interessare anche il tessuto cardiaco.

IN SINTESI

Molte volte si pensa di dimagrire semplicemente agendo sul cibo, calorie, allenamento.

Senza entrare nel merito di come si procede, vorrei sottolineare che per ottenere risultati significativi, rapidi e duraturi, non si può non prescindere e non considerare quei fattori che riguardano lo stile di vita in genere.

Questi fattori, se dovuti a sregolatezze, contribuiscono non solo ad aumentare l'infiammazione, ma soprattutto, se in sinergia fra loro, l'aumentano esponenzialmente ostacolando la perdita di peso e danneggiando la propria salute, con effetti negativi quotidiani, come: stanchezza, spossatezza, mal di testa e altri (legati proprio ad uno stile di vita poco salutare).

AMBIENTE, STRESS E MEDITAZIONE

L'ambiente in cui viviamo può favorire o ostacolare i processi di dimagrimento.

Ambienti inquinati, come quelli delle grandi città, sono più dannosi rispetto a paesini di di mare o di montagna, dove il tasso di inquinamento è notevolmente inferiore.

L'ambiente è importante perché è in relazione con l'assunzione di Vitamina D, una vitamina importantissima, strettamente correlata col sistema immunitario e quindi con la protezione e il buon funzionamento dell'organismo.

Quasi tutte le cellule del corpo presentano recettori per la vitamina D. La vitamina D si assimila con la luce solare, per questo, nei paesi dal clima rigido e dalla luce solare ridotta, la disponibilità è scarsa.

La vitamina D è anche un potente antinfiammatorio naturale (non è un caso se la perdita di peso è più frequente nei mesi estivi), per cui è bene farne un'adeguata scorta nei periodi estivi (si tratta di una vitamina liposolubile). Nei mesi invernali ci si può esporre al sole nelle ore centrali della giornata.

La vitamina D si può misurare con un'analisi del sangue e i suoi valori "normali" dovrebbero aggirarsi al di sopra di 35 nanogrammi per millilitro.

CONDIZIONI MENTALI

Per poter dimagrire è necessario essere in armonia e in equilibrio: le tensioni nervose e lo stress sono potenzialmente dannosi per il fisico e di conseguenza per la perdita del peso.

Chi è stressato, spesso, è defocalizzato e mangia in modo sregolato, danneggiando il proprio fisico, i muscoli e gli organi vitali (pensiamo alla percentuale di morte per problemi cardiaci, notevolmente superiore, nei soggetti stressati).

Lo stress è causa di infiammazione e di morte cellulare (di cellule metabolicamente attive), ma se si impara a gestirlo, diminuendo e controllando le tensioni, ci si può convivere senza subirne le conseguenze.

La pianificazione del proprio tempo e la meditazione sono due comportamenti da apprendere e praticare che risultano determinanti nei processi di dimagrimento.

STRESS

Lo stress è un fenomeno costante della civiltà occidentale.

È fra i più incisivi sui processi infiammatori e sul dimagrimento.

Si sente spesso parlare di malattie da stress, in quanto le tensioni nervose agiscono a livello cellulare alterandone gli equilibri e creando processi infiammatori che, protratti nel tempo, generano problematiche e patologie, anche gravi.

Ho analizzato diverse persone sotto stress, con una bioimpedenza elettrica: il parametro più evidente, che accomunava questi soggetti, era l' angolo di fase (a cui ho accennato in precedenza), basso o tendente alla diminuzione nella ripetizione dei test, in controlli successivi.

L'angolo di fase, come già spiegato, è in relazione con la massa metabolica, per cui, era possibile evidenziare una correlazione fra persone sotto stress e il calo di massa metabolicamente attiva (quindi morte cellulare).

COME SI COMBATTE LO STRESS?

Esiste un'enorme differenza fra subire lo stress o saperlo gestire.

Non c'è un rimedio specifico che funzioni in assoluto, né una pillola magica; esistono però azioni e buone abitudini, che si possono acquisire per ottenere risultati soddisfacenti.

MEDITAZIONE

È un metodo per contrastare lo stress, calmare la mente e ritrovare la pace interiore. Ha potenziali vantaggi anche sul fisico (in quanto rilassa la muscolatura), e sul sistema cardiovascolare, grazie alle tecniche di respirazione.

La meditazione è spesso molto più efficace degli psicofarmaci e analoghi che in realtà costituiscono solo un palliativo con numerosi effetti collaterali.

I sintomi non vanno mai mascherati, sono segnali da comprendere!

La meditazione è una tecnica attiva, che, se fatta con continuità, porta a risultati positivi.

La continuità è la chiave che permette di lavorare in profondità.

È importante instaurare un'abitudine, perciò è bene, programmare e pianificare questa attività, dandole la giusta importanza al pari di altri impegni lavorativi. In frondo, la salute dovrebbe venire prima di tutto!
Segui quindi i passaggi che ti elenco, al fine di instaurare l'abitudine alla meditazione nella quotidianità:

- scegli un orario che ti è più consono: suggerisco la mattina, in quanto, ci si può alzare prima per ritagliarsi questo tempo.
- A digiuno sono facilitati i processi respiratori ed inoltre si evita la possibilità di addormentarsi.
- Non puntare sulle aspettative: i risultati arriveranno col tempo e spesso, senza nemmeno accorgersene, si verificherà un cambiamento.
- Cerca un angolo/spazio confortevole, lontano da possibili distrazioni, in posizione comoda, ma vigile ed attenta.
- Siediti con occhi socchiusi e schiena diritta (consigliata la posizione del fiore del loto) e comincia ad osservare il respiro. Fai inspirazioni profonde, osservando l'aria che raggiunge ogni punto del corpo e altrettanto lunghe espirazioni.

- Inizia con 10-15 minuti al giorno, ma tutti i giorni. In caso di affollamento di pensieri non soffermarti e ritorna ad osservare il respiro.

Si possono adottare diverse tecniche di meditazione; è possibile partecipare a qualche corso-retreat o altro: ciò che importa è adottare questa pratica nella propria quotidianità.

PROGRAMMA DI DIMAGRIMENTO: COME OTTENERE RISULTATI

Ho lasciato questa parte alla fine, in quanto, prima di intraprendere qualsiasi programma, è necessario comprenderne la finalità. Se si comprende il perché di quello che si sta facendo, molto probabilmente si riuscirà a raggiungere l'obiettivo prefissato.

Quando le informazioni sono poco chiare, contraddittorie o equivoche, è molto probabile che si vada incontro ad un fallimento.

Ogni persona, all'inizio di un percorso, parte in situazioni differenti: sarebbe opportuno che il percorso stesso fosse personalizzato perché, da individuo a individuo, esistono condizioni estremamente variabili, dipendenti da: sesso, genetica, età, stato nutrizionale, abitudini, lavoro, ecc. (c'è un'enorme differenza fra un soggetto sedentario o anziano e un'atleta professionista).

Nonostante l'importanza delle differenze individuali, i principi del piano, rimangono gli stessi e il beneficio si dovrebbe riscontrare sin da subito.

Per comodità, e per fornire anche obiettivi intermedi, ho preferito suddividere questo percorso dimagrimento in 3 fasi: la prima viene definita detox, la seconda, di transizione (riguarda l'inserimento di alcuni alimenti), in ultimo segue la fase di mantenimento.

<u>FASE 1: DETOX (PULIZIA)</u>

La fase iniziale, che si può definire "detox" o "reset", ha il fine di riequilibrare velocemente l'organismo.

Questa fase è necessaria in quanto, anche se tendenzialmente drastica, porta a ridurre velocemente le infiammazioni (soprattutto dell'apparato gastro-intestinale) e crea una sorta di pulizia generale del corpo.

È abbastanza frequente, durante questa fase, avvertire alcuni sintomi (sotto elencati), che si possono denominare "crisi eliminative". In sostanza, le tossine e i veleni accumulati nei tessuti e negli organi, passano al sangue e tramite il tessuto linfatico e gli organi emuntori, vengono eliminati.

SINTOMI COMUNI

- spossatezza

- mal di testa

- muco e raffreddore

- stanchezza cronica

- possibile febbre

- aumento del volume di urina

- aumento evacuazione intestinale

- gonfiore intestinale

Ho voluto appositamente elencare questi sintomi in quanto, a meno che non siate ottima forma, è molto probabile che alcuni di essi, si manifesteranno: più è elevato il grado di infiammazione e tossicità, più frequenti ed accentuati saranno i sintomi.

ATTENZIONE: non bisogna commettere l'errore di associare i sintomi eliminativi alla nuova alimentazione (non è l'alimentazione che comporta i sintomi). Avvertire sintomi in realtà, è positivo in quanto, significa che i sistemi eliminativi del corpo funzionano e rispondono!

Non avere sintomi o è sinonimo di nutrizione perfetta e perfetto stile di vita o l'opposto: organismo gravemente compromesso (il corpo è andato in accumulo, non è più in grado di eliminare).

QUANTO DEVE DURARE LA FASE DETOX?

Non c'è un tempo preciso, in quanto ognuno inizia in condizioni molto diverse. Unica certezza è che funziona. Si può dire che fino a quando permangono alcuni dei sintomi sopraelencati, è consigliabile proseguire questa fase. Indicativamente, dopo circa due settimane è possibile notare gli effetti positivi dovuti alla nuova alimentazione: perdita di peso e aumento dell'energia.

ALIMENTAZIONE NELLA FASE DETOX

Dovrebbe essere eseguita con molta attenzione, cercando di attenersi il più possibile alle indicazioni, evitando di mangiare fuori casa e consumare aperitivi, alcolici, dolci extra vari, attenendosi ai principi della Healthy Natural Diet, in rispetto soprattutto dei cicli circadiani del corpo.

La differenza fra fase detox e quelle successive consiste proprio in questo: la fase detox è quasi una terapia, che in in seguito diventa uno stile di vita.

Anche lo sport, soprattutto se agonistico o ad alta intensità, è sconsigliato durante tale periodo: con questa pratica è elevata la produzione di radicali liberi, che possono sia incrementare i fenomeni infiammatori, sia rendere non tollerabile questa fase (incrementando il senso di fame).

È opportuno iniziare il periodo detox in condizioni di relativa tranquillità evitando situazioni di stress che non aiuta.

È consigliabile camminare, facendo lunghe passeggiate, per migliorare la respirazione ed attivare il sistema linfatico e quello cardiovascolare.

TISANA HEALTHY

Sono molte le tisane che si possono preparare: qui ne annoto una che prediligo particolarmente. È molto efficace nella fase detox, un concentrato organico di vitamina C, e soprattutto di esperidina, un flavonoide con potente attività antiossidante.

Procedimento per 1 litro

- Tagliare alcuni limoni e spremere il succo in un bicchiere.
- Mettere le bucce in una pentola con un litro d'acqua e bollire per qualche minuto.
- Lasciare raffreddare e riposare in contenitore/pentola chiusa.
- Il succo di limone può essere aggiunto in seguito o bevuto subito (preferibile).
- Volendo si può bollire anche qualche fetta di radice di zenzero biologico.

È possibile berla in vari momenti della giornata o il giorno successivo, meglio se a digiuno.

ESTRATTO HEALTHY

Come per le tisane, esistono diversi estratti con ottime proprietà.
Il mio consiglio è variare sempre.

Procedimento per 1 litro

- Mettere nel frullatore (meglio) o estrattore: 2 mele verdi, una manciata di spinaci freschi, un limone tagliato (o succo), 2 gambi di sedano, 1 finocchio, zenzero a piacere acqua fresca.
- Frullare per 30 secondi e servire fresco.

ESEMPIO DI UNA GIORNATA DELLA FASE 1 (DETOX)

- ✓ **COLAZIONE (fase eliminativa):** tisana healthy (o altra tisana).
- ✓ **SPUNTINO (fase eliminativa):** estratto healthy.
- ✓ **PRANZO (fase assimilativa):** un piatto di insalata mista (valeriana, lattughino, radicchio), un piatto di riso integrale con verdure di stagione al vapore
- ✓ **MERENDA (fase assimilativa):** frutta fresca di stagione.
- ✓ **CENA (fase assimilativa):** un piatto di sedano e finocchio, crema di verdure (puoi aggiungere 1-2 patate e una manciata di lenticchie).

CARATTERISTICHE: prevalente consumo di frutta e verdura, con moderato apporto di cereali integrali, patate e legumi. È importante non incrementare l'apporto di proteine (comportano acidità), avendo comunque a disposizione aminoacidi essenziali.

QUANTITÁ: variano da soggetto a soggetto e non è possibile fornire con esattezza questo dato, ma, come ho spiegato, non è un parametro importante quanto la qualità. Nella fase detox è bene non esagerare con le quantità per accelerare i processi di disinfiammazione e non sovraccaricare l'apparato gastro intestinale: ricordo che solo frutta e verdura cruda non portano ad alcun tipo di risposta infiammatoria, per cui, siccome nella fase detox sono presenti, alcuni cereali, patate o legumi, è bene tenere bassi questi quantitativi.

FASE 2: TRANSIZIONE (INSERIMENTO DI ALIMENTI)

Successivamente alla fase 1 (detox), della durata di circa 15 giorni, si procede con l'inserimento di alcuni alimenti quali legumi, frutta secca, semi, aumentando la quantità di cereali e legumi, cibi naturali, ma meno compatibili e leggermente più acidi (per la presenza di più proteine),rispetto a frutta e verdura.

In questa fase, si cominceranno già a vedere risultati in termini di dimagrimento e, soprattutto, si potrà constatare come, il nuovo piano alimentare, porti a mangiare a sazietà e nello stesso tempo a perdere peso. Il concetto chiave è che si perde peso senza nemmeno accorgersene!

È comunque opportuno limitare il più possibile le uscite (ristoranti, aperitivi, ecc.), e cominciare a sperimentare qualche nuova ricetta, sempre mantenendo gli alimenti consigliati (ad esempio con i legumi e le patate si possono preparare delle polpettine o dei burger).

QUANTITÀ: è possibile, dunque, aumentare le quantità, a pranzo e a cena, al fine di raggiungere un maggior senso di sazietà.

Ci si potrà rendere conto di essere sazi e di perdere peso ugualmente. A molti sembrerà strano, ma come sostengo da sempre: non è la quantità a provocare l'infiammazione e l'aumento di peso, bensì la qualità del cibo che mangiamo.

ESEMPIO DI UNA GIORNATA FASE 2

- ✓ **COLAZIONE (fase eliminativa):** tisana healthy (o altra tisana).
- ✓ **SPUNTINO (fase eliminativa):** estratto healthy o frutta fresca a volontà.
- ✓ **PRANZO (fase assimilativa):** insalatona di verdure e semi, 1 piatto abbondante di cereali integrali con verdure bollite di stagione.
- ✓ **MERENDA (fase assimilativa):** frutta fresca di stagione e una manciata di frutta secca.
- ✓ **CENA (fase assimilativa):** pinzimonio di verdure con hummus di legumi, vellutata di verdure.

La fase di transizione prevede l'inserimento graduale di una routine di allenamento (anche a medio-alta intensità).

FASE 3: MANTENIMENTO

Si tratta del naturale proseguimento delle due fasi precedenti. In questa fase, con la comprensione dei concetti illustrati, le abitudini che si instaurano, entrano a far parte della quotidianità.

La differenza, rispetto alle fasi precedenti, è la possibilità di concedersi qualche extra in più, (ristorante, pizzeria, compleanno, ecc.), sempre salvaguardando uno stile di vita sano, quindi consci che mangiare bene, non significa abbuffarsi o mangiare in modo sregolato.

Più che un "freno" sarà una volontà a gestire la mente: si tenderà a non esagerare, perché la sregolatezza non rientra più nel format mentale.

Mangiare sano porta a volersi e sentirsi bene, con l'effetto che molte scelte cambieranno in modo consapevole e automatico.

Chi in questa fase deve ancora perdere peso, lo continuerà a perdere, magari più lentamente (per i processi di assestamento dell'organismo).

Chi invece, ha raggiunto il proprio peso forma lo manterrà, in quanto, è quasi impossibile recuperarlo, alimentandosi in questo modo.

Per quello che concerne l'attività fisica, si possono praticare tutte le tipologie di allenamento: l'organismo è già preparato anche a sforzi di alta intensità.

ESEMPIO DI UNA GIORNATA DELLA FASE 3

- ✓ **COLAZIONE (fase eliminativa):** tisana healthy (o altra tisana).
- ✓ **SPUNTINO (fase eliminativa):** estratto healthy o frutta fresca a volontà.
- ✓ **PRANZO (fase assimilativa):** insalatona di verdure e semi, 1 piatto abbondante di gnocchi al pesto vegetale con farina di grano saraceno e patate.
- ✓ **MERENDA (fase assimilativa):** frutta fresca di stagione e frutta secca
- ✓ **CENA (fase assimilativa):** crudité di verdure, farinata di ceci e verdure.

QUANTITA': come già spiegato nella fase 2, non sono importanti le quantità: l'obiettivo è saziarsi, senza però sentirsi spiacevolmente pieni.

QUESITI E PROBLEMATICHE

In questa sezione ho inserito per te alcune risposte ai principali dubbi che potrebbero sopraggiungere durante il percorso.

Ti consiglio di leggere attentamente; non esistono misteri nel campo nutrizionale, è necessario solamente applicare e rispettare, con le giuste tempistiche, i principi che madre natura ci suggerisce, necessari al fine del cambiamento.

QUANTO DEVO DIMAGRIRE?

La domanda che tanti mi fanno: non esiste un peso che devi raggiungere, e tanto meno io lo posso sapere! Il tuo corpo è programmato in maniera perfetta, per cui si autoregolerà da solo. Il tuo compito è quello di rispettarlo, mangiando bene e tenendo un buon stile di vita. Ci saranno fasi di dimagrimento rapide, alternate a fasi di assestamento. Nessun problema, pensa solo a fare le cose giuste perché i risultati arriveranno!

PER QUANTO TEMPO DEVO CONTINUARE?

Per sempre! Se ritornerai alle vecchie abitudini (difficile, ma possibile), allo stesso modo, tornerai nella situazione precedente!

La salute e il benessere dipendono solo da te!

IN CASA POSSONO MANGIARE TUTTI COSI'?

Il mio è un modello di stile di vita valido in generale: tutte le persone dovrebbero nutrirsi allo stesso modo, nel rispetto della qualità del cibo e cicli circadiani.

Ognuno poi, ha le sue esigenze, ma come linee guida di base questo sistema è adatto a tutti, bambini in primis!

NON MANGERÒ TROPPA FRUTTA?
E GLI ZUCCHERI?

Gli zuccheri della frutta, come spiegato, sono gli unici compatibili con l'organismo.

Il corpo "funziona" principalmente con gli zuccheri, carburante essenziale per muscoli e sistema nervoso.

Difficilmente si potrà incorrere in un eccesso di zuccheri, perché ben bilanciati da fibra e altri micronutrienti.

La sazietà arriverà facilmente in quanto, non vengono alterati gli equilibri ormonali e il rapporto glicemia-insulina.

Sono ben altri gli zuccheri a cui dobbiamo prestare attenzione, i quali causano infiammazione, alterano l'equilibrio insulino-glicemia e quello di membrana cellulare danneggiando organi e tessuti.

Nemmeno i diabetici devono aver paura degli zuccheri naturali della frutta, che possono soltanto apportare benefici all'organismo.

A nessuno verrà mai il diabete mangiando frutta! Al contrario, potrà migliorare Il suo quadro clinico.

Il diabete è una malattia metabolica grave, che si sviluppa a causa di un'infiammazione cronica, soprattutto ai danni dei recettori di membrana, che è determinata da errate abitudini nutrizionali (dieta sbilanciata, con alimenti di scarsa qualità ricchi di grassi saturi, grassi industriali e proteine animali) e da uno stile di vita sedentario.

COSA SUCCEDE SE SGARRO?

Nulla! Lo "sgarro" non pregiudica alcunché: esiste uno stile di vita che prevede anche di soddisfare qualche voglia e di vivere occasioni di convivialità!

Col passare del tempo sarai tu a non voler "sgarrare" in quanto, la sensibilità e la consapevolezza acquisite, ti guideranno automaticamente alla scelta dei prodotti migliori e perciò efficaci a farti sentire bene.

<u>PROBLEMATICHE</u>

È possibile, soprattutto nelle fasi iniziali, accusare fastidi o problemi che potrebbero scoraggiarti: la maggior parte di questi, si creano in risposta al nuovo stile di vita.

Più alto è il tuo grado di "intossicazione", più probabile sarà il verificarsi di alcuni di questi sintomi.

Non arrenderti! Si tratta di reazioni normali e procedimenti necessari per raggiungere il dimagrimento, il benessere e la salute.

Solitamente non durano molto e ogni giorno tenderanno ad attenuarsi.

NON DIMAGRISCO

Ci sono due principali fattori che ostacolano il dimagrimento: infiammazione e carenza di massa metabolica.

Per dimagrire è necessario eliminare l'infiammazione. Se l'infiammazione è elevata faremo più fatica nella fase iniziale ad avere una continuità nel dimagrimento. Dopo qualche giorno di fase 1 in ogni caso, l'infiammazione dovrebbe attenuarsi notevolmente (a meno di gravi problemi di salute) e avere più risultati in termini di dimagrimento.

Il secondo fattore è determinato dalla carenza di massa magra (in particolare massa metabolica), valutabile, come già detto, mediante un semplice esame con bioimpedenza elettrica. Se sussistono queste condizioni, è bene considerare la possibilità di praticare un programma di allenamento dedicato all'ipertrofia, al fine di sollecitare la massa muscolare, direttamente coinvolta. La carenza di massa metabolica, si verifica con più frequenza nei soggetti sedentari o in età avanzata, donne in prevalenza.

STANCHEZZA E MAL DI TESTA

Sono numerosi i sintomi che si possono verificare soprattutto nella fase 1 (detox). Si tratta di crisi eliminative: il corpo elimina i veleni e le tossine dai tessuti profondi. Queste molecole raggiungono il sangue ed il tessuto linfatico, per essere poi eliminate dagli organi emuntori. Durante questo periodo, può succedere di avere reazioni come stanchezza, mal di testa, dolori articolari, ecc. con tempi più o meno lunghi, che sono indice di buon andamento del programma. Nel giro di qualche giorno dovrebbero attenuarsi fino a scomparire.

PROBLEMI E GONFIORI INTESTINALI

Sempre nella prima fase (detox), fra le numerose reazioni dell'organismo al nuovo stile di vita, si possono avvertire segni di fastidi intestinali: sono per lo più indicatori di macrobiota (flora batterica intestinale) in disequilibrio.

Avere problemi di macrobiota comporta un indebolimento del sistema immunitario, con rischio di infiammazioni e patologie.

Avere il macrobiota in disequilibrio significa averlo impoverito, cioè privato di una serie di batteri utili per la nostra salute e il nostro benessere. Questi batteri intervengono anche nella digestione delle fibre alimentari producendo altre sostanze utili all'intestino.

La scarsità di questi microrganismi comporta gonfiore e senso di pienezza (che sono appunto indice di compromissione del macrobiota).

Per ripristinare l'equilibrio è necessario attraversare questa fase: uno dei tanti errori che si commettono è quello di mascherare il sintomo evitando gli alimenti contenenti fibra (quindi frutta e verdura), invece sono proprio questi alimenti che consentono di migliorare la flora batterica intestinale e ripristinare l'equilibrio perso.

Bisogna avere un po' di pazienza, magari diminuendo leggermente le quantità, ma mantenendo lo stesso regime alimentare e, a distanza di qualche giorno, si avrà un graduale miglioramento.

Già nella seconda fase (intermedia), queste sensazioni dovrebbero essere sparite o notevolmente attenuate.

POCA VARIETÀ

La varietà devi cercarla tu! A parte la fase 1 (periodo detox), durante la quale è vivamente consigliato di consumare l'alimento intero senza modifiche, cercando di mangiare nella maniera più semplice possibile (per potenziare gli effetti antinfiammatori e riequilibratori), nella fase 2 e soprattutto 3 è possibile sperimentare numerosi piatti e ricette nuove, attenendosi ai principi della Healthy Natural Diet.

Gli alimenti vegetali permettono di creare tantissime combinazioni; è necessario soltanto avere un po' di fantasia. Oggi grazie al web (motori di ricerca, blog, social media, ecc) è possibile prendere tantissimi spunti a riguardo.

Il mio consiglio è introdurre periodicamente (ad esempio una volta a settimana o quando si ha più tempo), una nuova preparazione che, ripetuta nel tempo, entrerà a far parte della tua quotidianità. Sperimenta quante più combinazioni possibili e, una volta acquisita l'abilità a farlo, tutto divnta semplice!

SONO DIVENTATO INTOLLERANTE?

Se ti abituerai a mangiare bene, il tuo corpo, affinerà sempre più la sensibilità, per cui, se ti capiterà di assumere alimenti poco salutari, potresti facilmente accusare sintomi di bruciore, stanchezza e problemi gastro intestinali.

Non sempre rappresentano un segnale di allarme, ma una risposta efficace che il tuo corpo avvertirà, nei confronti delle sostanze estranee e potenzialmente dannose.

Essere più sensibile è positivo, in quanto significa avere un organismo reattivo e pronto ad eliminare i residui nocivi. Il non manifestare sintomi spesso significa perdita di funzionalità: il corpo comincia ad accumulare sostanze tossiche, in quanto non è più in grado di eliminarle.

CONCLUSIONI

Il problema del sovrappeso, dell'obesità e delle patologie annesse è determinato dal mangiare male, correlato ad uno stile di vita inadeguato.

Il campo della nutrizione, spesso, è stato considerato con superficialità e disinformazione e le conoscenze, di solito, sono state tramandate da padre in figlio; è per questo che già dalla nascita, si acquisiscono abitudini poco salutari, che finiscono per far parte del proprio stile di vita.

Molte volte sono proprio le abitudini, il vero problema da risolvere, dato che è difficile cambiarle.

Se vuoi stare bene è necessario aprire la mente al cambiamento: inizia ad adottare quei comportamenti che, anche se possono risultare impegnativi, ti assicureranno salute e benefici.

Segui il percorso stabilito e gli step che ti ho consigliato, non scoraggiarti alle prime difficoltà e vedrai come, in breve tempo, comincerai a dimagrire, a sentirti meglio e con più energia.

Non sono necessari i sacrifici nella dieta: stile di vita significa anche andare al ristorante, bere con gli amici, pranzare in compagnia ecc. Quello che conta è ciò che si fa nella quotidianità: nel momento in cui avrai il piacere di fare ciò che fai, voler mangiare bene, ricercare alimenti alternativi, sperimentare nuove preparazioni e di provare soddisfazione nel camminare o nello svolgere esercizio fisico, ingrassare, per te, non sarà più problema! Energia e benessere faranno parte della tua vita!

Buon percorso!

Dr. Mariano Marino

MENÙ SETTIMANALE, RICETTE E SUGGERIMENTI

Per aiutarti a raggiungere l'obiettivo di dimagrire e rimanere in forma ho preparato un menù settimanale, modificabile a seconda di gusti e preferenze (sempre rispettando i principi di un'alimentazione sana e naturale). Ricorda che:

- nella FASE1 (detox), è bene evitare le preparazioni, limitandosi a mangiare gli alimenti interi, fatta eccezione per qualche passato di verdura o frullato/estratto.

- Nella FASE 2 (transizione), è possibile cominciare ad introdurre nuove preparazioni, rispettando i principi di un'alimentazione sana e naturale (es: al posto dei legumi interi, fare delle polpette vegetali).

- Nella Fase 3 (mantenimento), si possono attuare e sperimentare ricette differenti (sempre salutari), anche tutti i giorni.

- ✓ **FRUTTA:** sempre preferibile consumare frutta di stagione. Non ci sono limiti nel consumo, purché non venga abbinata ad altri alimenti.

✓ **VERDURA:** è libera, mangiane in abbondanza!

✓ **FRULLATI O ESTRATTI:** possono sostituire la frutta al mattino, ma devono essere bilanciati (1-2 frutti e più verdura); 1-2 bicchieri al massimo.

✓ **PRANZO e CENA:** la quantità di cereali o patate, a pranzo, non è indicata, in quanto varia da persona a persona. Mangia per essere sazio a sufficienza, senza considerare troppo i quantitativi. Lo stesso vale per i legumi a cena: non bisognerebbe esagerare per via di alcuni fattori antinutrizionali che possono ostacolare la digestione o l'assorbimento di alcuni nutrienti. In caso di fame, meglio aggiungere una piccola porzione di cereali o tuberi.

✓ **CONDIMENTI:** per condire è possibile utilizzare olio di oliva di qualità (spremuto a freddo) e aggiungere semi di diversa natura: lino, canapa, girasole, zucca, ecc. (varia il più possibile per ottenere tutti i grassi essenziali di cui hai bisogno). 2-3 cucchiai di olio oppure 2-3 manciate abbondanti di semi dovrebbero bastare, ma aggiungete se ne avete necessità: i grassi naturali non fanno ingrassare! Anche le olive sono un buon condimento da utilizzare al posto dell'olio o mixando i vari condimenti. Consiglio succo di limone in abbondanza, ma di limitare l'aceto se gradito. L'avocado è eccezionale, e sia in pezzi sia in salsa guacamole (limone e avocado) è preferibile a qualsiasi altro condimento.

✓ **SPEZIE:** sono libere, evita il peperoncino in polvere (che irrita la membrana intestinale), consentito quello fresco.

✓ **ALTRO:** evita lo zucchero, dolcificanti, salse ed elaborazioni industriali, sale (al limite integrale e in piccole quantità).

REGOLE GENERALI NELLE PREPARAZIONI

✓ Non riscaldare, soffriggere, cuocere nessun tipo di olio.

✓ Le verdure si possono cuocere al vapore o al forno.

✓ I cereali si cuociono bollendoli in acqua; le piante erbacee (miglio, quinoa, amaranto, ecc.) possono anche assorbirne l'acqua (1 parte di cereali per 3 di acqua, fino a completo assorbimento).

✓ I legumi si dovrebbero comprare secchi e metterli a bagno per almeno 10-12 ore prima della cottura (lenticchie e piselli necessitano di minor tempo). Vanno cotti in acqua bollente o pentola a pressione almeno 30 minuti (variano fra di loro, quindi verificare prima di scolare).

✓ Le verdure si possono variare a piacimento in base alla stagionalità (se non ho gli asparagi, posso utilizzare un altro tipo di verdura, i gusti non cambiano molto).

✓ Come condimento si può utilizzare olio di oliva a crudo e/o olive, semi, frutta secca, avocado a proprio piacere, (ricorda che sono comunque condimenti).

✓ Puoi aggiungere succo di limone fresco in abbondanza, ma limita l'aceto.

✓ Evita le salse confezionate; le puoi preparare tu, utilizzando il frullatore, con cibi freschi, un grasso a tua scelta (frutta secca, semi, olio) e spezie a piacere.

MENÙ SETTIMANALE FASE 1:
DETOX

LUNEDÌ

COLAZIONE: tisana healthy.

SPUNTINO: frullato di sedano, mela verde, limone e zenzero.

PRANZO: spinaci crudi con limone; grano saraceno con zucchine.

MERENDA: frutta fresca di stagione.

CENA: insalata verde e avocado; vellutata di verza e fagioli borlotti.

MARTEDÌ

COLAZIONE: tisana healthy.

SPUNTINO: estratto healthy.

PRANZO: verdure fresche crude; patate al vapore con aglio e prezzemolo.

MERENDA: frutta fresca di stagione.

CENA: gazpacho di pomodoro e peperoni; bowl di lenticchie, verdure bollite e semi

COLAZIONE: tisana healthy.

SPUNTINO: frullato di arancia, limone, carota e menta.

PRANZO: cavolo crudo; riso integrale al curry con verdure miste.

MERENDA: frutta fresca di stagione.

CENA: insalata mista; minestrone di cavolo riccio e fagioli neri.

GIOVEDÌ

COLAZIONE: tisana healthy.

SPUNTINO: frullato di pompelmo e zenzero.

PRANZO: pinzimonio di verdura; farro con pomodorini.

MERENDA: frutta fresca di stagione.

CENA: insalata mista, ceci e verdure speziate.

VENERDÌ

COLAZIONE: tisana healthy.

SPUNTINO: estratto healthy.

PRANZO: spaghetti di verdure; riso rosso con crema di broccoli e asparagi freschi.

MERENDA: frutta fresca di stagione.

CENA: insalata fresca; vellutata di zucca con semi.

COLAZIONE: tisana healthy.

SPUNTINO: frullato di arancia rossa, carote, limone e finocchio.

PRANZO: cruditè di verdure; miglio e verdure miste con curcuma e peperoncino.

MERENDA: frutta fresca di stagione.

CENA: spinaci crudi e lenticchie con succo di limone.

DOMENICA

COLAZIONE: tisana healthy.

SPUNTINO: estratto healthy.

PRANZO: verdura mista; insalata di quinoa, verdure e semi.

MERENDA: frutta fresca di stagione.

CENA: insalata mista; purè di fave con cicorie.

MENÙ SETTIMANALE FASE 2: TRANSIZIONE

LUNEDÌ

COLAZIONE: frullato di sedano, pera, limone e zenzero.

SPUNTINO: estratto healthy.

PRANZO: spaghetti di zucchine con limone; grano saraceno con carote, asparagi e noci.

MERENDA: frutta fresca di stagione.

CENA: insalata verde e avocado; vellutata di piselli e zucchine.

MARTEDÌ

COLAZIONE: tisana healthy.

SPUNTINO: frutta fresca di stagione (frutta acquosa tipo agrumi, kiwi, fragole, ecc.).

PRANZO: verdure fresche crude; insalata di patate al vapore, con pomodorini e olive.

MERENDA: frutta fresca di stagione.

CENA: insalata fresca mista; polpette speziate di orzo e lupini.

MERCOLEDÌ

COLAZIONE: frullato con pompelmo, fragole e zenzero.

SPUNTINO: estratto healthy.

PRANZO: cuscus di cavolo crudo con pomodorini tritati e basilico; riso integrale thay con porro e zucchine.

MERENDA: macedonia di frutta con semi vegetali e limone.

CENA: insalata mista; burger di lenticchie e patate con spezie.

GIOVEDÌ

COLAZIONE: tisana healthy.

SPUNTINO: frutta fresca di stagione (frutta acquosa tipo agrumi, kiwi, fragole, ecc).

PRANZO: pinzimonio di verdura e olio extravergine di oliva spremuto a freddo; amaranto con verdure di stagione e semi misti.

MERENDA: frutta fresca di stagione.

CENA: insalata mista; vellutata di zucca e carote.

VENERDÌ

COLAZIONE: frullato con kiwi, zenzero e acqua di cocco.

SPUNTINO: estratto healthy.

PRANZO: spinaci crudi; riso venere con crema di broccoli e mandorle tritate.

MERENDA: frutta fresca di stagione.

CENA: insalata fresca; zuppa di cavolo riccio, zucca, patate e fagioli

SABATO

COLAZIONE: tisana healthy.

SPUNTINO: frullato con barbabietola e limone.

PRANZO: cruditè di verdure al limone e menta; peperoni ripieni di quinoa, verdure e mandorle.

MERENDA: macedonia di frutta con semi vegetali e limone.

CENA: carpaccio di barbabietola; falafel di ceci e verdure al vapore

DOMENICA

COLAZIONE: frullato di spinaci, zucchine, limone e mela.

SPUNTINO: estratto healthy.

PRANZO: verdura mista, crocchette di miglio, verdure e semi.

MERENDA: frutta fresca di stagione.

CENA: insalata mista; purè di lenticchie e cavolfiore.

MENÙ SETTIMANALE FASE 3: MANTENIMENTO

LUNEDÌ

COLAZIONE: tisana healthy.

SPUNTINO: frutta fresca di stagione (frutta acquosa tipo agrumi, kiwi, fragole, ecc).

PRANZO: insalata di finocchi, arance e semi di canapa; grano saraceno con zucchine e noci.

MERENDA: macedonia di frutta con semi e frutta secca.

CENA: pinzimonio di verdure e guacamole; vellutata di barbabietola rossa e cocco.

MARTEDÌ

COLAZIONE: frutta fresca di stagione.

SPUNTINO: estratto healthy.

PRANZO: verdure fresche crude; crocchette al forno di patate e spinaci.

MERENDA: gelato naturale cremoso con frutta fresca congelata e avocado

CENA: insalata fresca mista; hummus di ceci con cruditè di verdure.

MERCOLEDÌ

COLAZIONE: frullato di arancia, limone, carota e zenzero.

SPUNTINO: frutta fresca di stagione (frutta acquosa tipo agrumi, kiwi, fragole, ecc).

PRANZO: cuscus di cavolfiore crudo con crema di anacardi; riso venere ai carciofi e mandorle.

MERENDA: macedonia di frutta con semi vegetali e limone.

CENA: carote alla julienne con succo di lime e foglie di menta; polpette al forno di cannellini e spinaci.

GIOVEDÌ

COLAZIONE: frullato con barbabietola rossa mela e limone.

SPUNTINO: estratto healthy.

PRANZO: pinzimonio di verdura con crema di arachidi; melanzane ripiene di quinoa e pomodorini.

MERENDA: frutta fresca di stagione e una manciata di noci.

CENA: insalata mista; farinata di ceci con verdure.

VENERDÌ

COLAZIONE: frullato con kiwi, zenzero e acqua di cocco.

SPUNTINO: frutta fresca di stagione (frutta acquosa tipo agrumi, kiwi, fragole, ecc).

PRANZO: spinaci crudi e succo di limone; riso rosso con crema di broccoli e noci tritate.

MERENDA: frutta fresca di stagione e barretta naturale con cocco e cacao.

CENA: spaghetti di daikon e zucchine con crema di basilico; minestrone di farro, legumi e verdure.

SABATO

COLAZIONE: tisana healthy.

SPUNTINO: frullato di banana e kiwi.

PRANZO: crudità di verdure; miglio e verdure miste con curcuma e peperoncino.

MERENDA: biscotti di banana e farina di cocco al forno.

CENA: tartare di verdure allo zenzero; burger di quinoa e patate con spezie.

DOMENICA

COLAZIONE: frullato di spinaci, carote, limone e mela.

SPUNTINO: estratto healthy.

PRANZO: pinzimonio di verdure, fusilli integrali con salsa di pomodoro, basilico e pomodorini.

MERENDA: frutta fresca di stagione.

CENA: insalata mista; purè di fave con cicorie.

COLAZIONE, MERENDA E SPUNTINO

- La frutta intera è la migliore soluzione, ma frullati o estratti possono essere buone alternative per variare.

PRANZO

- Comincia con le verdure crude (qui ti ho citato solo alcuni esempi).
- Preferibile sempre il piatto unico.
- Cuoci un cereale e abbina una porzione di verdure con un condimento a piacere (olio, frutta secca, avocado, semi, o salsa casalinga).
- Puoi anche frullare le verdure, abbinandole ad un grasso (come semi, frutta secca o olio), per realizzare appetitose creme vegetali.

CENA

- Inizia sempre il pasto con le verdure crude (qui ho citato solo alcuni esempi).
- Preferisci sempre il piatto unico.

- Cuoci un tipo di legume e abbina una porzione di cereali o patate e sempre verdure con un condimento (olio, frutta secca, avocado, semi, o salsa casalinga).

- É possibile usare frullatore o robot da cucina per creare purè o vellutate.

COME REALIZZARE BURGER, POLPETTINE O CROCCHETTE VEGETALI?

Sono preparazioni semplici, che richiedono solamente di affinare la pratica; non esiste una ricetta precisa, in quanto, si prestano a molteplici variabili quali: tipologia di ingredienti, tipologia di forno, differente provenienza degli alimenti e perfino umidità!

Posso sintetizzare così:

- ✓ Cuocere i legumi e le verdure.
- ✓ Amalgamare gli ingredienti aggiungendo una patata, ma soprattutto semi o frutta secca (precedentemente tritata), puoi aggiungere spezie a piacere.
- ✓ Dare la forma desiderata.
- ✓ Cuocere per pochi minuti al forno.
- ✓ Per aumentare la croccantezza, spargere in superficie un po' di farina di mais.

COME REALIZZARE LE VELLUTATE O I PURÈ?

Anche in questo caso è piuttosto semplice: basta avere in casa un frullatore a braccio o robot da cucina:

- ✓ Cuocere gli ingredienti.
- ✓ Amalgamarli e frullare.
- ✓ Aggiungere acqua a seconda della consistenza.
- ✓ Per i purè si possono utilizzare le bevande vegetali (per una maggiore cremosità).
- ✓ Aggiungere limone o spezie per creare nuovi sapori.

COME REALIZZARE DOLCI O BARRETTE FATTE IN CASA

- ✓ Utilizza frutta facilmente lavorabile e amalgamabile come banana o datteri
- ✓ Mescola insieme a una parte grassa (generalmente frutta secca, ma anche cocco o avocado)
- ✓ Puoi aggiungere cacao, farina di cocco, granola di nocciole fatta in casa, ecc.
- ✓ Dai la forma desiderata (aiutati con gli stampi).

✓ Metti in freezer qualche minuto, per un prodotto crudo (più nutriente), al forno se lo preferisci cotto.

COME VARIARE I PIATTI?

È semplice: rispettando i principi di una cucina naturale, è sufficiente cambiare la tipologia di cereale, verdura, legume o condimento, variandone anche le metodiche di cottura (al forno o al vapore).

Ti ricordo che le spezie possono cambiare significativamente il gusto dei piatti.

Il segreto è cercare di sperimentare il più possibile, soprattutto i primi tempi, per acquisire velocità, idee e manualità.

Il mondo vegetale è ricco di prodotti vari, che si prestano a innumerevoli combinazioni: se vuoi, con un po' di fantasia, puoi padroneggiarlo!

CONTATTI

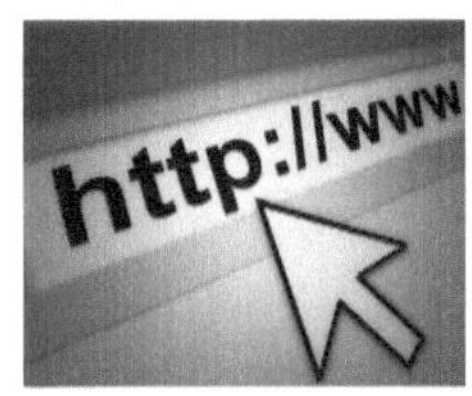

http://dottmarino.net
http://marianomarino.com
http://healthynaturaldiet.eu

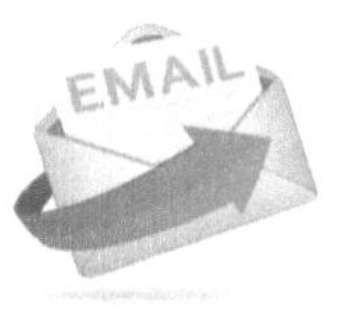

info@dottmarino.net
info@marianomarino.com

SOCIAL NETWORK

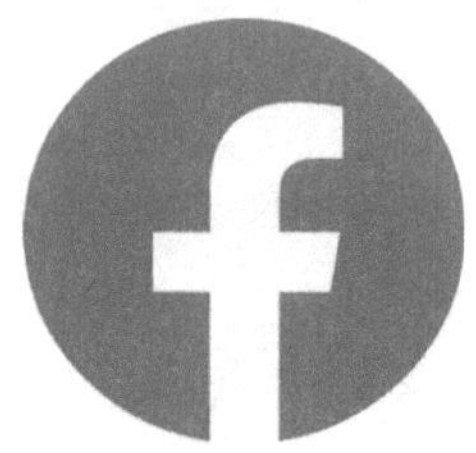

dott.m.marino
Healthy Natural Diet

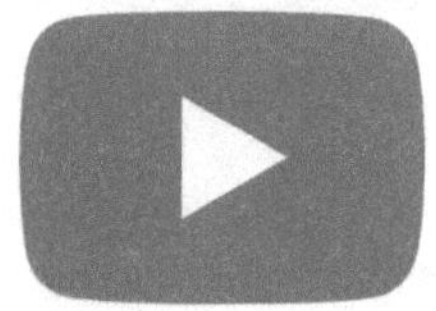

Healthy Natural Diet

dottormarino
healthynaturaldietofficial